LA SPERIMENTAZIONE CLINICA IN ITALIA

2022

edizione: maggio 2022

© autore: Claudio Lolli

ISBN 978-1-6781-5430-1

Colophon: Lulu.com

Tutti i diritti riservati

Autore della copertina team support lulu.com

INDICE

INTRODUZIONE ...   pag. 4

CAPITOLO I   pag 5
LA SANITA' IN ITALIA
1. Organizzazione...
2. Cenni Storici...
3. Diritto Sanitario...
4. La Sostenibilità Del Servizio Sanitario
5. Metodo Di Finanziamento
6. La Sanità Privata...
7. Federalismo Regionale
7.1 Le Origini Del Federalismo Sanitario E Il Finanziamento Della Sanità
7.2 Il Piano Sanitario Regionale...
8. La Sanità Americana...

CAPITOLO II   pag 33
LA SPERIMENTAZIONE CLINICA
9. Breve Introduzione...
10. Cenni Storici
11 Spin-Off...

CONCLUSIONI   pag 52
BIBLIOGRAFIA
SITOGRAFIA

INTRODUZIONE
ELEMENTI DELL'ELABORATO

Questo scritto si prefigge di approfondire la sanità in Italia con un accurato *focus* sulla sperimentazione clinica. È molto interessante capire come la sperimentazione funzioni, com'è possibile parteciparvi e quali siano i meccanismi con cui è finanziata. Attualmente l'innovazione e la ricerca sono due strumenti estremamente efficienti per misurare lo stato di salute di un determinato Paese, confrontandolo con gli *standard* europei. È, infatti, proprio grazie a questi che uno Stato può crescere sia in termini economici sia competitivi. Verrà evidenziato come la tecnologia e l'innovazione siano fondamentali anche nel settore sanitario, soprattutto nella ricerca sperimentale, e si analizzerà come l'Italia utilizzi o no la sua potenzialità in merito. Purtroppo, a differenza di molte altre Nazioni, l'Italia è caratterizzata da lenti processi burocratici e da un sistema pubblico poco efficace che non la valorizzano del tutto e questo è evidente *in primis* in ambito sanitario, nonostante vanti di molteplici elementi distintivi. Tale *excursus* inquadrerà inizialmente il sistema sanitario all'interno dell'ordinamento giuridico italiano, descrivendone le caratteristiche fondamentali e capendo come questo opera, per poi inserirsi in un contesto più accattivante, la sperimentazione. In Italia la nascita del Servizio Sanitario Nazionale è riconducibile al 1980, prima di allora non esisteva molta equità e giustizia nell'erogazione delle prestazioni assistenziali. Il tutto girava nelle mani di pochi enti, non particolarmente regolamentati, che elargivano servizi minimi a particolari categorie di soggetti. Lo scenario cambia drasticamente nel giro di pochi anni, quando, a seguito di svariate riforme, sono nati una molteplicità di organi volti a tutelare la salute di ogni cittadino, che divenne diritto fondamentale dell'uomo. Grazie a questo nuovo sistema è stata resa possibile l'implementazione di nuove tecniche per la ricerca medica che hanno apportato significativi risultati sulla conoscenza di malattie e rimedi. Il processo sperimentale è profondamente tortuoso, in virtù del fatto che bisogna accertarsi con tutti i mezzi possibili che il nuovo farmaco non sia tossico per l'uomo e al tempo stesso efficace per la malattia cui è preposto. La ricerca clinica è un processo complesso che richiede anni, fatica e molto denaro.

La trattazione focalizzerà la sua attenzione più sull'aspetto normativo ed economico, interessante per capire gli eventuali *gap* su cui concentrare le risorse per sperare in un miglioramento futuro del sistema.

CAP. I

LA SANITA' IN ITALIA

La Sanità italiana è un sistema pubblico di carattere universalistico, sovvenzionato dallo Stato mediante la fiscalità generale e le entrate dirette, cui fa capo il Servizio Sanitario Nazionale.

Il Servizio Sanitario Nazionale (SSN) è quel complesso di attività, funzioni e organi volti alla tutela della salute dei cittadini. La sua importanza è legittimata dalla Costituzione, ex art. 32, che onera lo Stato a erogare tale servizio al fine di salvaguardare il benessere psico-fisico degli individui. La salute è qualificata come "diritto fondamentale dell'uomo e interesse della collettività, nel rispetto della dignità e della libertà della persona".

1. ORGANIZZAZIONE

Il Servizio Sanitario Nazionale è organizzato secondo una logica piuttosto complessa. Non si configura, infatti, come un'unica amministrazione, ma come un concentrato di organi preposti a compiti specifici.

In accordo con il principio di sussidiarietà[1], si può dapprima articolare il Servizio Sanitario Nazionale in base a criteri di responsabilità e di governo, suddividendolo in due macro-livelli: a livello centrale con lo Stato, la cui funzione primaria è di "assicurare a tutti i cittadini il diritto alla salute grazie ad un forte sistema di garanzie" (art. 117 della Cost.), e con i Livelli Essenziali di Assistenza (LEA)[2]; a livello regionale invece con le Regioni e la loro responsabilità diretta per il raggiungimento degli obiettivi di salute del Paese, in attuazione della nuova riforma del Titolo V.

Proprio mediante la riforma del Titolo V, che ha rivoluzionato drasticamente la burocrazia interna, le Regioni hanno oggi la possibilità di cooperare con lo Stato in ambito sanitario, con competenze esclusive nella regolamentazione e organizzazione di servizi, svolgendo: attività

---

[1] La sussidiarietà è quel principio regolatore secondo il quale bisogna lasciare una certa autonomia gestionale ad enti inferiori capaci di svolgere bene determinate con un eventuale ausilio di un ente superiore.
[2] "I Livelli essenziali di assistenza (LEA) sono le prestazioni e i servizi che il Servizio sanitario nazionale è tenuto a fornire a tu i cittadini, gratuitamente o dietro pagamento di una quota di partecipazione (ticket),"
<http://www.salute.gov.it/portale/temi/p2_5.jsp?area=programmazioneSanitariaLea&menu=lea>

destinate alla tutela della salute; analisi dei criteri di finanziamento delle Aziende Sanitarie Locali (ASL) e Ospedaliere (AO); e valutazioni della qualità delle prestazioni sanitarie nel rispetto dei limiti fissati della legge.

1.1 STRUTTURA

Come accennato precedentemente il SSN è un insieme articolato e coordinato di enti, ognuno dei quali contribuisce alla formazione di uno dei servizi più importanti all'interno di una società, la sanità. I principali istituti che lo compongono sono così descritti:

1. L'organo cardine è il Ministero Della Salute che si occupa prevalentemente dell'emanazione del PSN (Piano Sanitario Nazionale)

2. Il CSS, Consiglio Superiore di Sanità, organo tecnico-consultivo del Ministero della Salute, con la funzione di avanzare provvedimenti e richiedere pareri circa le delibere;

3. L'ISS, Istituto Superiore di Sanità, organo di diritto pubblico tecnico-scientifico, con l'autorità di delibera e controllo limitati ad ambiti specifici quali le attività di ricerca e sviluppo, vigilanza e consulenza;

4. L'ISPESL[3], Istituto Superiore per la Prevenzione E Sicurezza del Lavoro, ente assorbito nel 2013 dall'INAIL (Istituto Nazionale Assicurazione contro gli Infortuni sul Lavoro) che onera i soggetti preposti ad attività lavorative rischiose ad assicurarsi al fine di essere tutelati;

5. L'Agenzia Nazionale per i Servizi Sanitari Regionali (Age.na.s.), ente pubblico non economico che supporta l'amministrazione dei servizi sanitari svolgendo attività di monitoraggio, valutazione e innovazione;

6. Gli Istituti di Ricovero e Cura a carattere Scientifico (IRCCS), istituti sanitari di eccellenza che offrono servizi di ricovero e cura di altissima qualità e prestigio, e svolgono altre attività come la ricerca in campo medico e biomedico;

7. Gli Istituti di Supporto e Sorveglianza del SSN in campo epidemiologico, diagnostico, alimentare e di sperimentazione clinica, noti come enti Zooprofilattici Sperimentali;

---

[3] L'ISPESL era un ente di diritto pubblico del settore della ricerca nel campo degli infortuni sul lavoro.

8. L'AIFA, Agenzia Italiana del Farmaco, ente pubblico competente per l'attività regolatoria dei farmaci. Si occupa di monitorare la creazione dei medicinali dalla loro registrazione e autorizzazione fino all'immissione in commercio, dalla verifica della sicurezza e appropriatezza d'uso alla negoziazione del prezzo;

9. I Servizi Sanitari Regionali, che a loro volta comprendono le varie ASL e AO e le Regione e Province autonome (Trento e Bolzano)

2. CENNI STORICI

Prima della nascita del Servizio Sanitario Nazionale non tutti cittadini potevano usufruire dell'assistenza sanitaria, esistevano le casse mutue o enti mutualistici ai quali solo i lavoratori potevano e dovevano obbligatoriamente iscriversi in base alla categoria di appartenenza. Ciascun ente, infatti, rappresentava una categoria di lavoratori specifica, il che causò molteplici situazioni di mancata copertura. La tutela alla salute era, dunque, subordinata non all'essere cittadino ma lavoratore o suo familiare. Il Sistema Sanitario Nazionale nasce in risposta a questo modello carente di equità e giustizia che innescò nello Stato una profonda volontà di tutelare la propria comunità, indipendentemente dallo *status* sociale dei singoli. Tale rivoluzione ebbe effetti positivi anche da un punto di vista economico, rafforzando la popolazione attraverso le cure sanitarie. La nascita del SSN è riconducibile ad una serie di norme, tra cui le principali furono:

- La legge 13/3/1958, n. 296, con la quale il Ministero della Salute nacque, scorporando l'ACIS[4] (Alto Commissariato per l'Igiene e la Salute pubblica) dal Ministero degli Interni;

- La legge 12/2/1968, n. 132, c.d. "legge Mariotti", dal nome del Ministro che la promulgò, con la quale si costituirono gli enti ospedalieri;

- La legge 17/8/1974, n. 386 che sciolse gli enti mutualistici, dopo averne estinto i debiti accumulati nei confronti degli enti ospedalieri, e ne dispose il trasferimento dei compiti alle Regioni;

---

[4] L'Alto commissariato per l'igiene e la sanità pubblica è l'organo tecnico del SSN cui spetta la tutela della salute pubblica.

- Infine, la l. 23/12/1978, n. 833 con la quale il modello mutualistico cessò di esistere e venne istituito il SSN che iniziò la sua attività dal 1° luglio 1980.

Per merito di quest'ultima legge cambiò drasticamente il concetto di salute che, da bene universale e gratuito, mutò progressivamente in quello di bene necessario per l'equità, concesso ai più deboli economicamente.

Ultimo decreto che merita di essere citato è il decreto n. 229/1999, noto come riforma Bindi, che introdusse il divieto di svolgere attività privata all'interno di strutture pubbliche (*intra-moenia*) o esternamente, e l'obbligo di scelta fra una delle due tipologie di attività, possibilità che sarà in seguito ripristinata con la legge 8/11/2012, n.189. In attuazione di tale decreto si deve anche la nascita dei Livelli Essenziali di Assistenza da identificare contestualmente alle risorse finanziarie da destinare al SSN, nel rispetto di quanto previsto dal sistema di finanza pubblica.

3. IL DIRITTO SANITARIO

3.1 LA COSTITUZIONE

Nell'ordinamento italiano, il diritto alla salute, bene primario, è sì un diritto soggettivo *erga omnes* fondamentale dell'uomo che deve essere protetto, ma non è un servizio gratuito se non per gli indigenti[5] (ex art.32 Cost.). La norma costituzionale si concretizza con la garanzia di poter accedere ai livelli essenziali di assistenza sanitaria, finalizzata al mantenimento e al recupero delle piene condizioni del benessere fisico e psichico. Come cita la stessa Costituzione: "Mentre il diritto alla salute come difesa dell'integrità dell'individuo, soprattutto di fronte alle condotte lesive di terzi, si applica indistintamente a tutti i soggetti, il diritto ad essere curati è subordinato alla determinazione degli strumenti, dei tempi e dei modi di attuazione da parte del legislatore ordinario" (*ex multis,* Corte Cost. 16.10.1990, n. 45). I requisiti necessari per accedere alle prestazioni sanitarie, dunque, sono diversamente indicati dal legislatore statale, cui spetta la loro definizione purché in proporzione eguale e

---

[5] Si definiscono indigenti coloro che si trovano in uno stato di povertà o comunque coloro che non possono permettersi le cure di cui hanno bisogno. Generalmente la giurisprudenza fissa un tetto limite di reddito sotto il quale si è considerati "incapaci di fronteggiare le esigenze terapeutiche" (Corte Cost. 7.7.99, n. 309).

uniforme su tutto il territorio nazionale. Il legislatore opera quindi mediante un delicato *balancing* dell'interesse, tutelato dal diritto alla salute.

3.2 IL SERVIZIO SANITARIO NAZIONALE

Dal 1978 al 1980 si sono susseguite una molteplicità di norme volte al perfezionamento e alla nascita di quello che sarebbe stato il Servizio Sanitario Nazionale. Primo traguardo importante, si ebbe con la legge 23.12.1978, n. 833, la quale riconosceva ad ogni cittadino, "senza distinzione di condizioni individuali o sociali e secondo le modalità che assicurino l'eguaglianza dei cittadini nei confronti del servizio" (art. 1, c. 3, lg. n. 833/78), il diritto ad acquisire l'assistenza necessaria alla promozione, mantenimento e recupero della salute fisica e mentale.

La legge prevedeva altresì che Regioni e Province potessero elargire prestazioni aggiuntive rispetto a quelle assicurate dallo Stato, esclusivamente in caso di insufficienza, ma solo per legge e a carico dell'ente che le aveva divulgate. Nasce proprio in attuazione di questa legge il SSN, il cittadino ebbe la possibilità di accedere ai livelli delle prestazioni sanitarie assicurate dalle strutture pubbliche o in casi particolari da strutture private c.d. "convenzionali".

3.3 LA RIFORMA DEL SISTEMA SANITARIO

A seguito della crisi degli anni '90 si pose il problema di ridurre gli oneri a carico del SSN, per via della forte necessità di contenimento della spesa pubblica, senza però intaccare la qualità delle prestazioni e le garanzie a tutela del cittadino. La Corte Costituzionale (8.7.92, n.356) in risposta a tale evento arrivò a negare il carattere inflessibile della spesa sanitaria asserendo che: "in presenza di una inevitabile limitatezza delle risorse, non è pensabile di poter spendere senza limite, avendo riguardo soltanto ai bisogni, quale ne sia la gravità e l'urgenza. È la spesa ha dover essere commisurata alle effettive disponibilità finanziarie, le quali condizionano la quantità ed il livello delle prestazioni sanitarie, da determinarsi previa valutazione della priorità e delle compatibilità".

Tutto ciò portò lo Stato a riformare il sistema sanitario con l'emanazione del d.lgs. 30.12.1992, n.502, secondo il quale tutti i servizi sanitari erogati avrebbero dovuto rispondere non più solo ad una logica di soddisfare i bisogni ma anche adeguarsi ai criteri di economicità nell'impiego delle risorse. Ad oggi le prestazioni sanitarie possono essere offerte gratuitamente o dietro compartecipazione della spesa. Sono gratuite solo per gli indigenti mentre gli altri conservano il diritto ad essere curati dalle strutture del SSN pubbliche, o comunque da quelle autorizzate, ma l'esercizio di tale diritto può essere vincolato sia ad una loro contribuzione sia alle decisioni di programmazione tecnica ed economico-finanziaria del legislatore statale e regionale[6].

3.4 LA PIANIFICAZIONE SANITARIA

La pianificazione del SSN risale alla sua legge istitutiva (lg. n. 833/78). Attualmente è esplicitata dall'art.1 d.lgs. 502/92 che rimanda al Piano Sanitario Nazionale, strumento programmatico triennale adottato dal Governo, su consiglio del Ministro della Salute, sentite le commissioni parlamentari competenti, nonché le confederazioni sindacali rappresentative, il compito di indicare:

1. I settori con priorità di intervento, al fine di limitare le eventuali diseguaglianze territoriali;
2. I LEA, Livelli Essenziali di Assistenza sanitaria;
3. La quota capitaria di ciascuna Regione al fine di delineare l'ammontare di risorse da destinare come finanziamento per ciascun anno di validità del Piano;
4. Le linee guida generali con cui orientare il SSN ad un miglioramento continuo della qualità dei servizi erogati;
5. Le strategie di integrazione funzionale e operativa da implementare per raggiungere gli obiettivi di equità tra i vari enti locali;
6. I programmi di ricerca medica e biomedica;
7. La formazione continua del personale sanitario;
8. Le regole generali per lo sviluppo, revisione e valutazione dell'attività clinica e assistenziale;
9. I criteri e indicatori per la verifica della qualità e sostenibilità dei servizi sanitari.

Il Piano sanitario nazionale è dunque il principale strumento di programmazione sanitaria attraverso cui, in un periodo di tempo prestabilito, vengono precisati gli obiettivi da raggiungere, individuandone le azioni e strategie strumentali alla loro concretizzazione, e le prestazioni istituzionali del SSN. Esso rappresenta il primo punto di riferimento per ogni

---

[6] L'art 35, c.3 del d.lgs. 25/7/98 stabilisce che non può essere compromesso in alcun modo "il nucleo irriducibile" (ovvero le cure mediche indispensabili per sopravvivere) delle cure assistenziali, neppure a stranieri o immigrati senza documenti validi.

riforma e iniziativa riguardante il sistema sanitario, sia a livello centrale sia a livello locale. È attraverso il PSN che lo Stato fissa le linee generali di orientamento del Servizio Sanitario Nazionale, nell'osservanza degli obiettivi e condizioni imposti dalla programmazione economico-finanziaria nazionale, circa: la prevenzione, cura e riabilitazione, nonché di assistenza sanitaria da adottare conformemente e secondo criteri di uniformità su tutto il territorio.

4 LA SOSTENIBILITA' DEL SSN

La sostenibilità è un principio cardine in tutti gli ordinamenti mondiali, difficile da conseguire a causa della numerosità di fattori che incidono direttamente e indirettamente, tra cui, uno dei più significativi, l'invecchiamento progressivo della popolazione. Le maggiori criticità che occorre fronteggiare per pervenire ad un certo livello di sostenibilità possono essere distinte in cinque classi, comuni alla maggior parte dei Paesi europei, e sono, come dichiara il 2° rapporto GIMBE:

1. L'eccesso di volubilità nell'impiego delle prestazioni sanitarie, non giustificabili dalle particolari necessità dei singoli pazienti;
2. I danni collaterali causati da un'eccessiva medicalizzazione, le c.d. *overdiagnosis* e *overtreatment*;
3. Le differenze che emergono dal sottoutilizzo dei servizi sanitari in relazione all'elevato *value*;
4. L'inabilità di promuovere adeguate strategie di prevenzione e valutazione;
5. L'ingiustificato dispendio di risorse.

Nondimeno, si è evinto, da studi recenti, che non esistono evidenze che dimostrano una diretta correlazione tra investimenti in ambito sanitario e miglioramento degli esiti di salute, concetto che era già stato espresso nel 1980 da Avedis Donabedian[7]. Infatti, all'aumentare delle risorse immesse in un sistema sanitario, i benefici crescono a tassi positivi nella fase introduttiva per poi appianarsi gradualmente. Possiamo constatare l'esistenza di un *trade-off* oltre il quale aggiuntive risorse possono solo che danneggiare gli esiti di salute della popolazione. La sfida dunque è riscontrare tale *trade-off* e capire in che misura potersi spingere per arrivare ad un livello competitivo senza un deleterio e superfluo dispendio di risorse. L'Italia si trova in un periodo di importante definanziamento pubblico che ha

---

[7] Avedis Donabedian (1919 -2000) è stato un medico che ha fondato un modello di cura che prende il suo nome, nel quale gli aspetti economici e qualitativi delle cure assistenziali dovevano avere lo stesso peso.

spronato il governo a ricercare questa sostenibilità. L'esordio di tale termine, riferito alla sanità pubblica, risale al 2012, quando l'allora premier Mario Monti dichiarò pubblicamente che "La sostenibilità futura del SSN potrebbe non essere garantita". Tuttavia, nonostante i vani sforzi, la sostenibilità è un concetto non ancora parzialmente raggiunto a causa delle condizioni intrinseche della Nazione che da oltre un ventennio la erodono, quali ad esempio l'incapacità di mettere in atto strategie innovative efficienti, i conflitti di interesse tra i professionisti sanitari, la mancanza di risorse economiche contingenti e le condizioni demografiche e sociali.

Un altro notevole problema, oltre a quelli sopra citati, è connesso al fatto che negli ultimi anni non è stata posta in essere alcuna operazione legislativa programmata e coerente con i propositi stabiliti. Lo stesso Patto per la Salute 2014-2016[8], che conteneva numerose misure per la ristrutturazione del SSN e la riqualificazione della spesa, non è stato in gran parte realizzato. Le motivazioni principali di questa parziale non attuazione sono riconducibili al riaccendersi del conflitto istituzionale Stato-Regioni, dopo la ratifica della Legge di Stabilità 2015[9], al condizionamento tra i vari *stakeholders* sulle molte azioni previste dal Patto, alla disponibilità di infrastrutture organizzative e informatiche e, infine, alle risorse destinate (poi ulteriormente decurtate di € 6,79 miliardi) che si dimostravano già insufficienti per attivare le misure previste. Nonostante tali incidenti di percorso il DEF 2018 porta un barlume di speranza. Secondo quanto dichiarato, nel 2018 il PIL crescerà dell'1,5 per cento in termini reali e del 2,9 per cento in termini nominali. La previsione di crescita per il 2018 è invariata rispetto ai valori indicati nella Nota di Aggiornamento del DEF del settembre 2017.

5. METODO DI FINANZIAMENTO

5.1 LA SPESA SANITARIA

Come si evidenzierà nei paragrafi seguenti, alla spesa sanitaria concorre non solamente il settore pubblico attraverso le sue innumerevoli fonti, ma anche il settore privato, mediante: la spesa intermediata, fondi sanitari integrativi (FSI) o polizze assicurative, e la spesa *out-of-*

---

[8] Il Patto per la Salute è un accordo tra il Governo e le Regioni, con durata triennale, di stampo finanziario mediante il quale si definiscono le politiche di spese attuate con la finalità di migliorare la qualità dei servizi, e promuovere l'appropriatezza delle prestazioni e a garantire l'unitarietà del sistema.

[9] Pubblicata in Gazzetta Ufficiale del 29 dicembre 2014 n. 300, la Legge di Stabilità 2015 (Legge del 23 dicembre 2014 n. 190, contenente disposizioni per la formazione del bilancio annuale e pluriennale dello Stato.

pocket[10], direttamente sostenuta dai cittadini.

La legge imponeva che, in caso di insufficienza delle fonti, la comunità avrebbe dovuto supportare la sanità e rispondere di alcuni principi, diventati i tre pilastri a sostegno del Paese, quali (*ex* d.lgs. 502/92): il principio di equità, solidarietà e universalità, la sanità collettiva integrativa e la sanità individuale. Questi principi ebbero come *output* un incremento delle garanzie dei LEA, la possibilità di integrare la copertura sanitaria con la mutualistica, unicamente per prestazioni non essenziali, e infine, la facoltà data ad ogni cittadino di stipulare polizze assicurative individuali, in caso di malattia. A causa dei fenomeni economici emersi nell'ultimo decennio, si è messo fortemente in discussione il modello a tre pilastri. Ultimamente la spesa *out-of-pocket* è diventata molto popolare arrivando a coprire l'87 per cento della spesa privata che ammonta in totale a 34,887 miliardi di euro annui. Tale cifra è un esiguità se confrontata con la media della spesa complessiva, la quale è di circa 150 miliardi annui, come si evince dal Rapporto sul coordinamento della Finanza Pubblica della Corte dei Conti. Tuttavia, dato il suo peso, l'*out-of-pocket* dovrebbe rappresentare di fatto un quarto pilastro, secondo solo alla spesa pubblica.

5.2 IL FINANZIAMENTE DEL SSN

Lo Stato annualmente determina il fabbisogno sanitario nazionale *standard*, vale a dire il livello totale di risorse da stanziare al Servizio Sanitario Nazionale al cui finanziamento concorre principalmente lo Stato, seguito dalle Regioni e infine da una serie di enti e strumenti supplementari.

Per quanto concerne le Regioni, queste contribuiscono dietro pagamento dell'IRPEF, IRAP, IVA e contributi di compartecipazione sull'accisa della benzina. Analizzandole separatamente:

- L'IRAP, imposta regionale sulle attività produttive, è un'imposta reale direttamente pagata dalla Regione per compartecipare alle spese statali destinate alla produzione di molteplici servizi, tra cui è incorporata anche l'attività sanitaria. Tale imposta venne istituita e disciplinata dal d.lgs. 15/12/1997 n. 446. Ai fini della sua applicazione, il soggetto passivo, colui che è sottoposto al pagamento della stessa, deve svolgere abitualmente un'attività autonoma e organizzata, finalizzata alla produzione e scambio di beni ovvero alla prestazione di servizi. L'aliquota applicata è del 3,9 per cento,

---

[10] Le spese "*Out of Pocket*" traducibili in "di tasca propria", sono le spese sostenute direttamente dal cittadino. Nel nostro Paese la spesa *Out-of-Pocket* è stimata per quasi 30 miliardi di euro annui.

precedentemente era del 4,25 per cento, tuttavia sono previste variazioni per particolari tipologie di lavoratori, quali:

- o Coloro che svolgono attività d'impresa concessionaria sono sottoposti ad un'aliquota del 4,20 per cento;
- o Per tutti gli istituti finanziari del settore bancario si adotta un'aliquota del 4,65 per cento;
- o Per gli istituti assicurativi è prevista l'aliquota del 5,90 per cento;
- o Coloro che si dedicano al settore agricolo e ad attività in forma di impresa connesse a questo si impone l'aliquota del 1,9 per cento.

- IRPEF, imposta sul reddito delle persone fisiche. È un'imposta personale e progressiva che può essere aumentata a discrezione del legislatore statale all'interno delle singole Regioni, in *deficit* sanitario, al fine di coprire i servizi assistenziali della salute, sotto forma di addizionale. Il decreto legislativo 6/5/2011 n. 68, modificato dal d.lgs. 13/8/2011 n 138, ha apportato novità in questo ambito, in particolare:

- o Dal 2012, l'aliquota di addizionale IRPEF sarà pari al 1,23 per cento, rispetto allo 0,9 per cento precedente;
- o Dal 2015, a tale aliquota sarà possibile apportare maggiorazioni nelle singole Regioni nel limite del 2,1 per cento;
- o Le Regioni sottoposte al piano di stabilizzazione finanziaria possono aumentare anticipatamente l'addizionale IRPEF di 1,1 punto percentuale dietro comunicazione;
- o Dal 2014, si renderà possibile alle Regioni aumentare la propria autonomia decisionale in merito all'addizionale IRPEF (possibilità concessa con la Legge di Stabilità nel 2013). In particolare, potranno deliberatamente aumentare le detrazioni e agevolazioni per particolari soggetti richiedenti e avranno la possibilità di introdurre *voucher* e sussidi a sostegno delle famiglie e in generale della società.

- IVA, imposta sul valore aggiunto, è un contributo annuale, stabilito con DPCM ogni 30/9.

Alle Regioni è imposto un ammontare IVA pari alla media dei consumi finali delle famiglie negli ultimi 3 anni rilevati dall'Istat a livello regionale, tenendo in considerazione le particolari caratteristiche della popolazione quali, la loro capacità fiscale e reddituale nonché i fabbisogni sanitari. Nel caso di discrepanza tra quanto necessario ad una Regione e quanto le spetta sulla base dei calcoli dei consumi, si applica il principio di solidarietà tra Regioni, che consente alle singole in *deficit* di poter attingere al fondo perequativo alimentato dal *surplus* dell'IVA delle altre.

La normativa sulla compartecipazione regionale IVA è stata rettificata dagli artt. 4 e 15 del d.lgs. 6/5/2011 n.68. Secondo quanto rivalutato, dovrebbe essere attribuita secondo il principio di territorialità, in base cioè, al luogo effettivo in cui avvengono le cessioni dei beni e le prestazioni di servizi. La base imponibile, cui applicare l'aliquota, collimerebbe al gettito dell'IVA complessivo realizzato nel penultimo anno precedente a quello in considerazione, al netto di quanto conferito alle Regioni a statuto speciale e delle risorse UE. La percentuale di compartecipazione IVA è deliberata con DPCM, sentita la Conferenza Stato-Regioni, in misura pari al livello minimo del fabbisogno, conforme ai livelli essenziali delle prestazioni (LEP)[11], rilevato in una sola Regione. Nel caso in cui il gettito tributario della Regione fosse insufficiente al finanziamento integrale dei LEP, è previsto l'intervento di quote del fondo perequativo per spese essenziali, anch'esso finanziato con una quota di compartecipazione dell'IVA.

Oltre alle Regioni, lo Stato usufruisce di altri strumenti ed enti per la raccolta delle risorse necessarie per il SSN, quali:

- Entrate proprie degli istituti del SSN come i *ticket*[12] e ricavi derivanti dall'attività medica;
- Compartecipazione delle Regioni a Statuto speciale e delle Province autonome di Trento e di Bolzano. Tali enti Regionali concorrono al finanziamento sanitario solo qualora non sia stato del tutto soddisfatto dalle altre fonti, ad eccezione della Sicilia per la quale l'aliquota di compartecipazione è fissa e costante dal 2009 al 49,11 per cento del suo fabbisogno sanitario, come previsto dalla legge 27/12/2006 n.296;

---

[11] LEP sono indicatori che stimano il valore dei servizi assistenziali essenziali che devono essere sempre rispettati e garantiti al fine di tutelare in maniera efficiente la salute dei cittadini.

[12] Il ticket sanitario è una tassa che il cittadino deve pagare come controprestazione per l'assistenza sanitaria fornita dallo Stato. Esiste inoltre un sistema di esenzioni per reddito, fasce di età, per medicinali e servizi considerati "salvavita" per garantire equità ed efficienza nei pagamenti.

- Bilancio dello Stato, che in ultima istanza copre economicamente il fabbisogno non compensato integralmente attraverso il Fondo Sanitario Nazionale.

La composizione del finanziamento del SSN nei suddetti termini è evidenziata nei c.d. "riparti" che mostrano la partizione dei finanziamenti evidenziandone le fonti. Questi sono proposti dal Ministero della Salute, sentita la Conferenza Stato-Regioni, e recepiti con proprio decreto dal Comitato Interministeriale per la Programmazione Economica (CIPE).

L'insieme delle risorse economiche di cui dispone la Regione vanno inoltre a formare il Fondo Sanitario Regionale, che si compone di tre quote[13]:

1. Fondo ordinario per gestire le aziende sanitarie locali, finalizzato ad assicurare le risorse per l'erogazione dei servizi essenziali di assistenza;

2. Fondi finalizzati al miglioramento dei servizi;

3. Fondi per organizzare il sistema.

Riassumendo, le risorse da destinare alla sanità provengono in parte dallo Stato, che le inserisce annualmente nella Legge Finanziaria, e in parte dalle Regioni le quali, disponendo di autonome entrate fiscali, intervengono con vari strumenti.

5.3 IL FINANZIAMENTO DEI LEA

I LEA comprendono le varie forme di assistenza, i servizi e le prestazioni relative alle aree di offerta individuale del Piano Sanitario Nazionale, garantite in misura eguale su tutto il territorio. Realizzano, inoltre, le condizioni entro le quali il diritto alla salute può essere azionato nella sua pienezza. Con l'art.6, c.1, d.lgs. 18.9.01, n. 347, la determinazione dei LEA è stata affidata alla decretazione del Presidente del Consiglio dei Ministri, su proposta

---

[13] Le quali saranno meglio spiegate successivamente quando tratterò del federalismo fiscale sanitario.

del Ministro della Salute e d'intesa con la Conferenza permanente fra Stato, Regioni e Province Autonome di Trento e Bolzano. Le prestazioni e i servizi inclusi nei LEA rappresentano il livello essenziale garantito a tutti i cittadini, ciò nondimeno le Regioni possono utilizzare risorse proprie per garantire servizi e prestazioni ulteriori rispetto a quelle incluse nei LEA. Il DPCM del 2001 elenca, negli allegati, le attività e le prestazioni incluse, escluse e quelle che possono essere fornite dal SSN solo a particolari condizioni. In dettaglio:

- L'allegato 1 riporta un elenco delle prestazioni offerte dal SSN ripartite nelle tre grandi macro-aree: Assistenza sanitaria collettiva in ambiente di vita e di lavoro, Assistenza distrettuale e Assistenza ospedaliera. Per la prima si intendono tutte le possibili attività preventive verso la collettività e/o il singolo, nella seconda sono comprese tutte le forme assistenziali diffuse nel territorio, nella terza i servizi assistenziali previsti per le ASL e AO;

- L'allegato 2 si suddivide in allegato 2A[14] che elenca le prestazioni escluse, e 2B e 2C che elencano quelle subordinate a particolari condizioni;

- L'allegato 3 indica come i Lea devono essere gestiti;

- L'allegato 4 chiarisce i compiti delle Regioni;

- L'allegato 5 riporta le modalità con cui le Regioni possono migliorare le prestazioni sanitarie specialistiche e di ambulatorio.

Per quanto concerne il finanziamento dei LEA a carico del SSN sono previste le seguenti norme:

- D.lgs. 502/92: l'individuazione dei LEA deve essere contestuale al riconoscimento delle risorse necessarie per poterle garantire ai cittadini;

- D.lgs. 68/2011: il fabbisogno nazionale *standard* sarà calcolato tenendo conto della salute finanziaria dello Stato e dei vincoli comunitari imposti;

---

[14] Sono escluse:
a) chirurgia plastici per fini estetici;
b) circoncisione rituale maschile;
c) medicine non convenzionali;
d) vaccinazioni non obbligatorie;
e) certificazioni mediche non rispondenti a fini di tutela della salute collettiva,
f) altre attività mediche non tradizionali

- D.lgs. 68/2011: il fabbisogno sanitario *standard*, nel rispetto dell'articolo di cui sopra, è definibile come il quantitativo di risorse necessarie ad assicurare efficienza e sostenibilità dei servizi sanitari;

- Legge di stabilità 2016: le varie modifiche apportate ai LEA devono essere disposte con DPCM su proposta del Ministero della Salute, in accordo con il Ministero dell'Economia e delle Finanze, d'intesa con la Conferenza permanente per i rapporti tra Sato e Regioni.

In virtù di quanto sopraindicato, va aggiunto che il 97,95 per cento delle risorse stanziate dallo Stato è dedicato ai Livelli Essenziali di Assistenza, che a loro volta li ridistribuiscono destinando:

1. 5 per cento alla prevenzione della collettività e del singolo;

2. 44 per cento all'assistenza ospedaliera;

3. 51 per cento ai distretti presenti sul territorio.

Tra le Regioni e le Province autonome, i LEA sono ripartiti per quota capitaria differenziata, secondo alcuni criteri che prendono in considerazione l'età, il sesso, il livello di assistenza riguardanti i cittadini residenti, i tassi di mortalità e gli indicatori territoriali epidemiologici.

5.4 IL FINANZIAMENTO DELLE ASL E AO

Le Aziende Sanitarie Locali (ASL) sono enti pubblici locali ai quali compete l'organizzazione finanziaria e gestionale delle prestazioni sanitarie. Le ASL sono aziende dotate sia di personalità giuridica sia di un certo livello di autonomia amministrativa e gestionale. Sono scandite in distretti sanitari base, dipartimenti di prevenzione e presidi ospedalieri. Una volta che la Regione ha fissato il piano annuale complessivo della propria spesa sanitaria, i finanziamenti sono ripartiti fra le ASL che li erogano e gli operatori sanitari competenti nella zona di pertinenza territoriale. Il potere delle ASL, nell'assegnazione dei fondi e nella scelta degli operatori, dipende dal grado di specificità delle disposizioni contenute nel Piano Sanitario Regionale. Qualora la programmazione regionale fissi i limiti di spesa e i preventivi annuali solo per gruppi di istituzioni sanitarie, è lasciato al successivo momento negoziale, tra le ASL e le singole strutture pubbliche e private, la definizione in concreto di tali limiti, delle quantità e delle tipologie di prestazioni sanitarie da erogare. In tal modo le ASL hanno sia compiti di organizzazione e di programmazione del servizio, in quanto soggetti acquirenti e pagatori di prestazioni sanitarie per conto degli assistiti del Servizio Sanitario Nazionale, sia la funzione di erogatori delle suddette prestazioni, in concorrenza con gli altri operatori pubblici e privati.

Ciascuna ASL è finanziata dalla Regione di appartenenza con il Fondo Sanitario Regionale attraverso la quota capitaria. Per livelli assistenziali superiori a quelli previsti dal Piano Sanitario Nazionale, ogni Regione deve impiegare risorse proprie, con le quali occorrerà coprire gli eventuali disavanzi sanitari di gestione delle aziende.

Per quanto concerne il sistema di finanziamento delle Aziende Sanitarie Locali, si avrà in dettaglio:

o   Un finanziamento a funzione. In base alle tipologie di attività svolte, le ASL potranno ricevere un determinato quantitativo di risorse proporzionale:

- All' importanza della attività;

- Alla necessità economica per continuare a portarle avanti;

- Alla presenza di tariffe insufficienti per coprire il costo di produzione;

- Alle strategie innovative per lo sviluppo o il miglioramento di specifiche prestazioni.

o   Quota capitaria del Fondo Sanitario Regionale. Per ogni Regione viene calcolata la quota partecipativa al Fondo in base alle quale poter ottenere un determinato ammontare di risorse finanziarie. La logica della quota capitaria risponde ai criteri di equità e giustizia per l'accesso delle risorse tenendo conto delle caratteristiche della popolazione residente e delle condizioni territoriali. Questo sistema non innesca alcun tipo di conflittualità o rivalità tra ASL e non incentiva la massimizzazione del profitto, anzi favorisce il miglior impiego possibile delle risorse.

Una azienda ospedaliera (AO), invece, è una struttura di ricovero pubblica facente parte del Servizio Sanitario Nazionale che svolge la funzione di ospedale adibita, anche, a prestazioni specialistiche ove ne ricorrano requisiti e presupposti. Le aziende ospedaliere assicurano un'attività sanitaria specialistica con dotazioni di tecnologie diagnostico-terapeutiche avanzate ed innovative e svolgono i compiti attribuitigli dagli atti di programmazione regionale.

Possono non dipendere dalle ASL di riferimento territoriale, e sono dotate di un dipartimento di emergenza e accettazione. Per le AO sono previsti i seguenti sistemi di finanziamento, sempre a carico della Regione di riferimento, molto simili a quelle delle ASL:

- Finanziamento a prestazione per attività ospedaliere e specialistiche. La remunerazione della spesa avviene in base agli obiettivi di qualità raggiunti. Tale criterio si ispira alle tariffe per DRG (*Diagnosis Related Groups*), introdotte negli Stati Uniti nell'ambito del *Medicare* di assistenza agli anziani e ai disabili, con il fine di raggiungere una maggior efficienza operativa ed incentivare una concorrenza sulla qualità nell'erogazione dei servizi ospedalieri;

- Finanziamento a funzione;

- Entrate proprie.

ASL e AO sono le due strutture principali che permettono al cittadino di potersi curare gratuitamente offrendo un'assistenza sanitaria completa.

5.5 LA TERZA VIA DELLA MUTUALITA' NEL FINANZIAMENTO

La mutualità da tempo è stata individuata come una fonte potenzialmente virtuosa di risorse che potrebbe risolvere il problema della sostenibilità e del definanziamento pubblico (si deve sottolineare che la spesa sanitaria italiana è finanziata per il 77 per cento da risorse pubbliche). La Sanità Mutualistica si basa sull'adesione volontaria a Società di Mutuo Soccorso o Enti Mutualistici, vale a dire associazioni *no-profit* con lo scopo di riunire coloro che desiderano ricevere un'assistenza sanitaria ampliata ed integrata rispetto a quella offerta dal SSN. Tutti i soci aderenti, grazie ai contributi versati, partecipano personalmente all'attività della Società di Mutuo Soccorso, la quale ha una base solidaristica. Attualmente in Italia vi sono circa 2.500 Società di Mutuo Soccorso, situate prevalentemente nel Nord del Paese, che rendono possibile un nomenclatore di servizi rilevante a fronte di quote di partecipazioni che variano dai 150 euro ai 280 annui. Si stima che circa 5,7 milioni di italiani aderiscano alle mutue sanitarie e si tratta di un numero sicuramente in crescita. Tuttavia, il settore è chiaramente sottodimensionato rispetto alle sue effettive potenzialità, per questo lo Stato sta svolgendo un ruolo importante per favorirne lo sviluppo, offrendo agli aderenti una detrazione fiscale pari al 19%, fino ad un massimale di 1.291,14 euro, dei contributi associativi versati. La via della mutualità rende necessaria un'attività di intermediazione. Per rendere le mutue assicuratrici ad integrazione dell'assistenza sanitaria ed evitare il fenomeno della duplicazione delle informazioni dei pazienti, devono necessariamente intervenire le banche dati affidate alle ASL e ad altri enti sovra-ordinati, con il compito di catalogare e completare le cartelle cliniche dei vari soggetti indipendentemente dal luogo ove si siano presentati per ottenere cure assistenziali. Questo potrebbe, infatti, se non monitorato adeguatamente, creare confusione all'interno dei vari ospedali ed enti circa le condizioni effettive e passate dei propri pazienti, il che potrebbe anche tradursi in un eccessivo dispendio di risorse monetarie e non, per trovare le cure effettivamente corrette da sottoporre. L'Italia è un Paese in cui l'invecchiamento della popolazione e il conseguente aumento delle spese sanitarie, accompagnati dall'evoluzione tecnologica e scientifica e all'elevato onere gestionale della sanità pubblica, hanno portato i cittadini a dover spesso far ricorso a cure specialistiche per alcuni esami, i cui tempi di attesa risultano infiniti, ovvero a dover stipulare polizze assicurative che in ogni caso non coprono molte delle assistenze mediche di *routine* ma basilari per la salute. In questo contesto, le Società di Mutuo Soccorso si configurano come un'opportunità per perfezionare l'assistenza sanitaria offerta dal SSN e usufruire di agevolazioni e rimborsi anche per le cure preventive e per gli esami diagnostici.

5.6 LE COMPARTECIPAZIONI DEI CITTADINI

La gratuità delle cure non è prevista dalla nostra Costituzione se non per gli indigenti, tuttavia il ricorso alla compartecipazione dei cittadini alla spesa sanitaria (*ticket*), mediante il pagamento di una quota della prestazione, è più simbolica che volta a coprire gli effettivi costi, sia per l'ammontare dei versamenti sia per l'esistenza di una serie di esenzioni e agevolazioni che ne sottolineano l'estrema accessibilità. Sono infatti previste esenzioni particolari in base al reddito, età, per invalidità e per malattia cronica o rara. Possono esserci ancora esenzioni temporanee, connesse a particolari situazioni, quali gravidanze o per donatori di sangue, organi e per i soggetti danneggiati dai vaccini. Della spesa *out-of-pocket* quasi il 10 per cento proviene dalle compartecipazioni dei cittadini per farmaci e prestazioni sanitarie. Nonostante l'impopolarità dei *ticket* e il costante aumento della spesa *out-of-pocket* su una popolazione fortemente impoverita, tutte le Regioni prevedono sistemi partecipativi alla spesa sanitaria, con un'autonomia che negli anni ha generato una vera e propria "giungla dei *ticket*". Infatti, come documentato dall'Age.na.s., le differenze regionali sui *ticket* non riguardano solo le prestazioni su cui vengono applicati (farmaci, prestazioni ambulatoriali e specialistiche, pronto soccorso, ecc.), ma anche gli importi che i cittadini sono tenuti a corrispondere, e ancora le regole utilizzate per definire le esenzioni. Secondo i dati riportati dalla Corte dei Conti, nel 2016, questi hanno prodotto un gettito per le casse regionali di 2.885,5 miliardi di euro. Rispetto al 2015, i dati documentano un incremento medio della spesa per i farmaci del 1,1 per cento e una riduzione media del 4,1 per cento sulle prestazioni che raggiunge il 6,2 per cento nelle Regioni in Piano di Rientro[15].

5.7 I FONDI SANITARI INTEGRATIVI (FSI)

I fondi sanitari integrativi si introducono in un contesto di incompletezza del SSN. Appartenenti al settore privato, completano le prestazioni non essenziali che non sono erogate né sostenute economicamente dallo Stato. Sono disciplinati dall'art.9 d.lgs. n. 502/92, il quale prevede che siano gestiti ed alimentati dai contributi degli iscritti. Assioma cardine è il c.d. "principio di non selezione del rischio", i gestori non possono discriminare particolari soggetti e selezionare quindi i rischi in base ai diversi *target*.

I FSI, che assolvono il ruolo di "secondo pilastro" dell'assistenza sanitaria preservando le caratteristiche di solidarietà e universalismo della sanità pubblica, sono forme mutualistiche che si distinguono dalle polizze assicurative per l'assenza di criteri di "selezione all'entrata", non prevedono cioè forme di agevolazione per diversi gruppi di soggetti, a tutti sono attribuiti stessi vantaggi. Coloro che intendono partecipare economicamente ad un FSI possono godere di specifiche agevolazioni fiscali: deducibilità dei contributi sino a 3.615,20 di euro e detrazione della quota parte delle spese sanitarie a proprio carico. Nel 2009 è stata istituita, presso il Ministero della Salute, l'anagrafe dei FSI, alla quale possono iscriversi:

1. FSI del SSN ("fondi *doc*);
2. Enti, casse e società di mutuo soccorso aventi esclusivamente fine assistenziale ("fondi non *doc*"), di cui all'art. 51 comma 2, lettera a) del DPR 917/1986.

Ciascun FSI deve essere iscritto in un registro pubblico chiamato Anagrafe dei FSI dove

---

[15] I piani di rientro sono strumenti divulgati dal Ministero della Salute con l'obiettivo di valutare le prestazioni in termini di qualità ed economici (sostenibilità economica).

vengono riportate le informazioni utili a loro riguardo. Considerando che non è consultabile pubblicamente dal sito web del Ministero della Salute, le informazioni disponibili provengono per lo più dagli esiti di congressi e di *meeting* parlamentari.

Dagli ultimi dati disponibili, risalenti al 2016, emergeva che il numero nazionale dei Fondi ammontava a 305, di cui solo 8 *doc* (cono poco più di 9.000 iscritti), per un ammontare complessivo di 9.154.492 associati.

Occorre sottolineare che, nonostante si possa pensare ad una forte equità dei FSI, il Sud rimane escluso dal suo sviluppo, rendendo sempre meno sostenibile l'assistenza sanitaria. Se la spesa intermediata rappresenta il 13,4 per cento della spesa privata nel Nord (17,3 per cento nel Nord Ovest e 8 per cento nel Nord Est) e il 10,7 per cento nel Centro, nel Sud e Isole raggiunge appena il 3,3 per cento. Infine, sebbene la loro natura *no-profit*, oltre il 40 per cento dei FSI eroga le prestazioni attraverso convenzioni con compagnie assicurative, determinando una anomala, seppur legittima, contaminazione del sistema.

5.8 IL BUNDLED PAYMENT

Il *Bundled Payment* è un nuovo modello, che si sta largamente diffondendo in Italia, legato all'esigenza di efficienza e sostenibilità del finanziamento nazionale della sanità ripreso dall' *Obamacare* americano. Sebbene il Sistema Sanitario Nazionale italiano sia sostanzialmente diverso da quello statunitense, il fattor comune è identificabile nell'ambito economico. Ed è proprio questo che spinse il direttore scientifico di Motore Sanità, Claudio Zanon, a introdurre in Italia un concetto di pagamento ancora *in progress* negli Stati Uniti. Il *Bundled Payment*, è un rimborso di *providers* sulla base dei costi clinici definiti dai processi assistenziali. Si propone come un sistema di mediazione tra il *fee-for-service* (la tariffa per prestazione, con una logica quantitativa) e la quota capitaria, quella con cui si pagano i medici generici, che non prende in considerazione solo l'aspetto meramente economico ma anche quello qualitativo che influenza a sua volta, seppur indirettamente, i costi. Mentre nel *fee-for-service system* il costo è legato al volume dei servizi offerti, il *Bundled Payment* vede un incentivo nell'uso appropriato delle prestazioni con relativa riduzione dei costi, diminuendone l'offerta non necessaria nel post-ricovero. Inoltre, se il costo complessivo è inferiore alla somma del BP prestabilito, il *provider* ottiene un guadagno e il viceversa se il paziente non risulta essere stato adeguatamente curato. Non mancano di certo le insidie, riconducibili, in quanto concetto radicalmente nuovo, al bisogno di indicatori di processo e della fissazione dei costi *standard*. Il risparmio basato sulla *performance* dei partecipanti è uno punti di forza nonché sfida del *Bundled Payment*, un tentativo di sistemi assistenziali e di rimborso che in Italia sta provando a sperimentare la regione Lombardia (attraverso il CREG[16]), e da cui si possono trarre tre principali suggerimenti: un nuovo metodo di pagamento delle prestazioni sanitarie può favorire i processi assistenziali; introdurre indicatori di qualità può spronare l' efficacia dell'offerta, e infine un sistema regolatorio sulle filiere assistenziali può aumentare la sostenibilità dello stesso. Il *Bundled Payment* si propone dunque, attraverso strumenti innovativi, di superare la rigidità dei DRG. Il DRG (*Diagnosis Related Groups*), introdotto nel 1994, permette di classificare i pazienti dimessi da un ospedale (ricoverati in regime ordinario o *day hospital*) in gruppi omogenei per assorbimento di risorse impegnate (isorisorse). Ciò permette di quantificare economicamente i proventi utilizzati e remunerare ciascun episodio di ricovero. Una delle finalità principali è controllare e contenere la spesa sanitaria. Il DRG viene attribuito ad ogni paziente tramite un software, *DRG-grouper,* che combina ogni soggetto ad un numero in base a variabili specifiche quali: età, sesso, diagnosi principale e secondaria, procedure e interventi chirurgici ecc. Tali fattori sono utilizzati dal *DRG-grouper*, da parte del medico responsabile, per la compilazione della scheda di dimissione ospedaliera (SDO) presente in tutte le cartelle cliniche dalla struttura ospedaliera e inserita in un tracciato informatico sistematicamente inviato alla Regione di appartenenza e conseguentemente al Ministero della Salute. È stato avviato negli ultimi anni un progetto volto a revisionare ed efficientare il DRG, noto come itDRG, che si propone come obiettivi primari:

- L'aggiornamento dei modelli di riconoscimento per le schede SDO e l'elenco dei servizi ospedalieri;
- L'analisi del valore delle prestazioni erogate ponderate per il quantitativo di risorse assorbite;
- La valutazione delle innovazioni di prodotto e di processo introdotte.

Questo programma vuole portare alla luce le caratteristiche principali dei servizi offerti dai vari istituti, i cui risultati vogliono rispecchiare i fattori critici di successo dei sistemi informativi, che per ogni fase sono:

- 1°→ qualità dei sistemi di codifica;
- 2°→ sistemi di misurazione e individuazione;

---

[16] Il CREG (*Chronic Related Group*) è una modalità di classificazione degli assistiti in basi a parametri di cronicità della malattia che utilizza un determinato strumento ovvero il PDTA (piani diagnostico terapeutico assistenziali) per verificare la gravità della cronicità.

- 3°→ sistemi di ponderazione;
- 4°→sistemi di valutazione.

Le linee di attività previste dal Progetto It.DRG sono quattro e il coordinamento di ciascuna è affidato ad uno specifico ente, secondo la seguente ripartizione:

a) I modelli di identificazione e codifica delle diagnosi sono coordinati dalla Regione Friuli-Venezia Giulia, che gestisce una piattaforma per le classifiche sanitarie;

b) I modelli di classificazione e codifica per gli interventi chirurgici sono disciplinati dalla Regione Lombardia con il contributo di Age.na.s.;

c) Le nuove classi di ricovero per cronici sono gestiti dalla Regione Emilia-Romagna;

d) Infine, i costi e pesi relativi sono affidati alla Direzione Generale della Programmazione del Ministero della Salute, con l'intento di offrire un modello per il calcolo dei costi dei ricoveri per cronici.

È evidente che tale sistema, nonostante revisionato e riformato, presenti ancora molteplici limiti legati soprattutto alla sua rigidità e dal non prendere in considerazione una dimensiona qualitativa del medesimo. Ed è proprio questa la ragione che dovrebbe spingere il Governo a introdurre il *Bundled Payment*. Purtroppo, la strada è ancora lunga, di fatti viene oggi utilizzato ancora in fase sperimentale solamente da 40 strutture italiane di cui la maggior parte del Nord Italia.

6. LA SANITA' PRIVATA

6.1 LA SANITA' TRA PUBBLICO E PRIVATO

La sanità in Italia è un sistema complesso e articolato che vede come pilastri fondamentali il settore pubblico e privato. Si potrebbe pensare che la sanità, in quanto bene pubblico e comune garantito dalla Costituzione, abbia un'influenza maggiormente pubblica, questo ideale deve essere ridimensionato dato che negli ultimi 50 anni si sono susseguiti processi di privatizzazione significativi che ne hanno modificato la struttura interna. Di fatti, se prima la sanità era completamente nelle mani dello Stato, ad oggi moltissimi studi privati sono sorti con l'intento di integrare e migliorare le prestazioni elargite dal settore pubblico, coprendo il 49 per cento dei servizi (69,8 miliardi di euro annui). La motivazione principale di questa privatizzazione risiede nel fatto che spesso la qualità e la rapidità con cui vengono erogati i servizi medici è di gran lunga inferiore a quanto invece può offrire il settore privato. Ovviamente è impensabile che il privato possa prendere il posto del pubblico in quanto la salute deve essere tutelata e i più deboli economicamente non potrebbero mai usufruire di cure a pagamento. Questo assunto è confermato dagli ultimi dati statistici da cui emerge che il SSN copre ancora il 63 per cento del fabbisogno dei singoli individui.

Gli istituti pubblici che si adoperano alla produzione ed erogazione dei servizi sono prevalentemente aziende sanitarie, che assumono diversa natura in base agli ambiti specialistici di cui si occupano. Tra questi possiamo trovare le ASL, AO, AOU (Aziende Ospedaliere Universitarie) e altri enti quali, di fondamentale importanza, l'IRCCS (Istituti di Ricovero e Cura a Carattere Scientifico). Per quanto riguarda invece, l'organizzazione produttiva del settore privato, questa è riconducibile ad un insieme eterogeneo di medici e liberi professionisti. Le strutture pubbliche nel territorio nazionale ammontano a circa 654, (82 per cento) e possono ospitare 178.000 individui, mentre quelle private 55.000.

Entrambi i sistemi godono di monopolio in diversi ambiti: il SSN lo detiene nei servizi preventivi e di sanità pubblica, mentre i produttori privati vantano dell'esclusivo controllo della medicina di base, la farmaceutica (100 per cento), l'assistenza protesica e termale (circa 100 per cento). Oltre a queste, l'area di maggiore presenza del privato è nella specialistica e diagnostica (47 per cento). Nessuno nega che nel suo insieme il sistema sanitario italiano possa essere definito pubblico, ma la presenza del privato è comunque rilevante. È sicuramente pubblico per quanto attengono i finanziamenti (77 per cento), ma misto per la produzione (51 per cento di servizi pubblici e 49 per cento privati).

La disparità tra pubblico e privato è ancor più evidente a livello Regionale, dove si evince una grande divergenza tra nord e sud, *gap* che deve assolutamente essere risanato al fine di garantire ad ogni cittadino prestazioni sanitarie eguali ed eque, obiettivo che si sta cercando di raggiungere da oltre 30 anni. In tutte le regioni del Sud (e a Bolzano) il finanziamento pubblico della sanità supera l'80 per cento, mentre nel Nord è del 75 per cento, percentuale inferiore rispetto alla media nazionale che si aggira al 78 per cento. In Basilicata il finanziamento pubblico tocca l'apice con l'85 per cento, mentre in Friuli-Venezia Giulia il minimo con il 73 per cento. Per contro, il finanziamento privato supera il 20-25 per cento nelle Regioni settentrionali ed è compreso tra il 15-20 per cento in quelle meridionali. La spesa per la sanità privata è chiaramente funzione del reddito ed è maggiore nelle zone più ricche del Nord. È di soli 289 euro per abitante in Basilicata, 350 in Sicilia e Sardegna, mentre arriva a 625 euro in Friuli-Venezia Giulia e 570 in Lombardia e Piemonte. L'ammontare delle risorse da stanziare alle Regioni viene assegnato in base ai bisogni sanitari, espressi dalla composizione della popolazione, e ai rilevatori di consumo sanitario che permettono di calcolare la quota capitaria ponderata secondo parametri oggettivi di spesa. La quota capitaria varia entro un intervallo del 4 per cento. Essendo il diritto alla salute un diritto costituzionale (art. 32), lo Stato deve garantire a tutti i cittadini, ovunque residenti, le stesse opportunità di accesso ai servizi e questo significa effettuare trasferimenti perequativi alle Regioni con minori capacità fiscali.

7. FEDERALISMO REGIONALE

7.1 LE ORIGINI DEL FEDERALISMO SANITARIO E IL FINANZIAMENTO DELLA SANITÀ

Il fenomeno noto come Federalismo Regionale affonda le proprie radici nel d.lgs. n.56/2000, con il quale si cercò di stabilizzare la spesa sanitaria attraverso programmi di crescita concordati con le Regioni mediante apposite intese[17]. I principali punti, su cui si focalizzò l'attenzione erano:

1. Deliberare circa il livello di spesa sanitaria;
2. Stabilire le prestazioni da erogare;
3. Stabilire gli oneri cui le regioni erano tenute a rispettare per usufruire del finanziamento, e le relative sanzioni in caso di violazione dei suddetti vincoli.

Tale decreto concorse alla nascita di un sistema di fiscalità generale che faceva le veci del federalismo a Costituzione invariata antecedentemente delineato dalle c.d. "riforme Bassanini"[18]. Per responsabilizzare le Regioni sulle loro politiche di spesa si stanziarono nuove fonti di approvvigionamento grazie alle quali cessarono di esistere i finanziamenti

---

[17] Tali intese sono i Patti della Salute sancite dall'art.4, c. 1, d.lgs. 28.8.97, n. 281, con l'obiettivo di definire un quadro stabile di evoluzione delle risorse pubbliche destinate al finanziamento del SSN per migliorarne l'efficienza economica.

[18] Tale legge prevedeva un modello federale incentrato sulla collaborazione tra i vari enti governativi, incrementando le autonomie locali nei limiti previsti dalla Costituzione vigente.

derivati, tra cui i trasferimenti erariali. Onde evitare che questo nuovo modello potesse far emergere ancor di più le differenze inter-regionali, in termini di risorse, si istituì il fondo perequativo nazionale[19], teso a ridurre del 90 per cento le disparità, secondo rigorosi criteri socio-demografici (popolazione residente, capacità fiscale, fabbisogno, ecc.). Obiettivo primario era l'abbandono della "spesa storica[20]", che però non fu integralmente raggiunto, di fatti, con il d.lgs. n. 347 del 2001, sono stati reintrodotti gli stanziamenti statali per il triennio 2002-2004 e il Fondo sanitario nazionale riemerse rapidamente assumendo i connotati impropri del fondo perequativo. Si evince dunque, che i trasferimenti statali non possano essere completamente rimossi, la loro eliminazione porterebbe ad una diminuzione dell'efficienza ed efficacia del sistema. L'unica leva sulla quale si possa incidere è la rielaborazione del carattere di questi dando contestualmente effettività al "Patto di stabilità interno", per opera del quale sono stati designati modelli e strumenti per il contenimento della spesa pubblica, al cui rispetto sono vincolati Regioni ed enti locali. Passo successivo fu il disegno di un nuovo sistema del fisco federale, che si ebbe inizialmente con l'emanazione della legge n. 42 del 2009, c.d. "delega sul federalismo fiscale", con la quale si diede attuazione all'art. 119 Costituzione. Nel giro di pochi anni furono promossi una serie di decreti per dettagliare quanto previsto, in particolare il d.lgs. n. 68 del 2011, il quale regolamentava l'autonomia economica delle Regioni a statuto ordinario e delle Province, nonché la determinazione dei costi e fabbisogni *standard* nel settore sanitario. La legge n. 42/09, forse la più significativa, impose di promuovere i principi generali per l'esercizio del potere di spesa, fissando criteri per le politiche finanziarie. Tali criteri ex art. 17 prevedono principalmente:

1. L'adesione ai vincoli di bilancio imposti a livello nazionale e comunitario;
2. L'assunzione di strumenti atti al monitoraggio dell'efficienza delle prestazioni elargite e di modelli idonei per il raggiungimento degli obiettivi di finanza pubblica, nonché l'insieme delle sanzioni o degli incentivi attivabili nei confronti delle amministrazioni locali per il rispetto o meno degli oneri imposti.

Nuovamente l'intento del legislatore è superare la finanza derivata sulla falsariga del d.lgs. n. 56 del 2000, traguardo che finalmente si raggiungerà a partire dal 2013, quando,

---

[19] Il meccanismo di determinazione del fondo considera le quote di IVA di spettanza regionale e stabilisce la quota di IVA che serve a pareggiare il fabbisogno per le attività sanitarie, così come negoziato tra Stato e Regioni. La quota perequativa può essere corrisposta a ciascuna regione in via definitiva solamente dopo la determinazione del Comitato Interministeriale per la programmazione economica (CIPE) e previa intesa sulla ripartizione espressa dalla Conferenza Stato-Regioni.

[20] La spesa storica era un criterio secondo il quale le spese sostenute dalle Regioni per l'erogazione dei servizi sanitari dovevano essere integralmente rimborsate.

definitivamente, verranno abrogati i trasferimenti statali alle Regioni, salva la copertura delle funzioni amministrative trasferite (art. 6 d.lgs. n. 68). Le nuove fonti d'entrata saranno individuate in:

o   Tributi regionali, distinguibili in:

a. Tributi propri derivati, il cui gettito, decretato con legge statale, è conteggiato per ciascuna Regione secondo il principio di territorialità. Il d.lgs. n. 68 richiede che, in casi estremi, le Regioni possano azzerare le aliquote IRAP, salvi i casi in cui risulti sostanziale per colmare il *deficit* sanitario;

b. Addizionali di tributi statali. Le addizionali IRPEF dovranno essere stimate in modo da non modificare la pressione fiscale, tenendo conto della compartecipazione statale. Le Regioni, sempre dal 2013, avranno poi la facoltà di maggiorare o decurtare l'aliquota per supplire alle necessità dei propri abitanti attraverso politiche sociali idonee a carico del proprio bilancio;

c. Tributi propri regionali. Ogni Regione stabilisce personalmente i tributi da apportare nel proprio territorio rispettando i vincoli del divieto della doppia imposizione e del principio di progressività della tassazione.

o   Compartecipazione a tributi erariali per cui è escluso ogni vincolo di destinazione. Il d.lgs. n. 68, art. 3 decreta la necessità di donare alle Regioni una compartecipazione IVA, a legislazione vigente, atta a coprire il fabbisogno finanziario e attribuita sulla base del luogo effettivo di consumo, in virtù del principio di territorialità;

o   Fondo perequativo;

o   Contributi speciali e finanziamenti U.E. (art. 16l. n. 42). Si sostanziano in una serie di contributi previsti a livello comunitario, in attuazione dell'art. 19 della Cost., per mezzo dei quali si provvede a offrire ulteriori garanzie senza che diventino oggetto di finanziamento ordinario.

Nel piano di riforme si prevede anche la definizione dei LEP che vengono distinti dalle funzioni non essenziali. Data l'importanza dei LEP, è previsto per loro il finanziamento integrale che per il primo anno rimase basato sulla spesa storica, ma nel giro di soli 4 anni si converse al suo costo *standard*, mentre per le altre questo vantaggio non fu previsto. In conclusione, la legislazione sul federalismo fiscale presenta taluni elementi di continuità con quanto avviato a partire dal d.lgs. n. 56 del 2000. Malgrado i vari interventi per rendere pari le Regioni, questa uguaglianza è ardua da raggiungere, pertanto è stato progettato uno strumento per capire come stanziare le risorse alle Regione in modo efficiente sulla base delle singole necessità e differenze. I parametri utilizzati andranno a classificare le Regioni evidenziandone lo stato di salute interno, e dal confronto con le Regioni "migliori", quelle che post analisi degli indicatori contenuti nel Patto per la salute risulteranno più efficienti, si potrà avere un quadro chiaro di come distribuire i finanziamenti per raggiungere una situazione di equilibrio. La scelta dovrà tenere conto anche delle disparità territoriali e le dimensioni delle Regioni. Riguardo ai costi *standard*, invece, il valore degli stessi sarà calcolato come media *pro-capite* pesata per il costo registrato dalle Regioni *benchmark*[21]; cifra che dovrà poi essere ponderata per il numero di abitanti per Regione. Da questo calcolo si ottiene il fabbisogno regionale *standard,* espresso in percentuale, da cui si può derivare l'ammontare di risorse che dovranno essere assegnate alle singole Regioni per il finanziamento della sanità. Come mostrano numerosi studi, il costo *standard* è assimilabile ad una "costante moltiplicativa", dato che l'incidenza percentuale di ciascuna Regione sullo stanziamento sanitario tende a essere costante nel tempo indipendentemente dalla fissazione di un costo alto o basso. Il *quantum* di risorse da stanziare rimane pressoché una mera scelta politica influenzata dalla quota capitaria, in cui il costo viene utilizzato solo come criterio proporzionale di riparto. Come previsto dalla legge, il fabbisogno regionale deve essere determinato annualmente, con atto del Ministro della Salute in cooperazione con Ministro dell'Economia e delle Finanze e previa intesa con la Conferenza Stato-Regioni sentito il parere della struttura tecnica di supporto introdotta dal Patto per la salute del 2010. Occorre precisare che alle Regioni sarà concesso un tempo di cinque anni ai fini della convergenza sui valori percentuali definiti secondo le procedure esaminate, il che dovrebbe consentire un più facile adeguamento da parte delle Regioni economicamente deboli. Tale sistema presenta numerosi limiti, tra cui il principale è il rischio di una disomogenea garanzia dei livelli assistenziali delle prestazioni qualora le fonti di finanziamento risultassero insufficienti e non si potesse usufruire della fiscalità regionale aggiuntiva perché superati i tetti massimi fissati dal legislatore statale. Ciò sembra rivelare una *ratio* della riforma federale del finanziamento della sanità incentrata più sulle esigenze di bilancio che sulle possibili conseguenze del Servizio Sanitario Nazionale.

---

[21] Le Regioni *benchmark* sono quelle regioni prese come punto di riferimento per determinare i costi standard in sanità. In Italia tali Regioni sono Marche, Umbria e Veneto

7.2 IL PIANO SANITARIO REGIONALE

Nel corso degli anni le Regioni hanno coperto un sempre più importante ruolo all'interno del sistema sanitario finendo per incidere anche sulla gestione, programmatoria e normativa, e sul finanziamento delle prestazioni erogabili. I Piani Sanitari Regionali, definiti dal Piano Sanitario Nazionale, specificano quelli che sono gli obiettivi strategici imposti alle singole Regioni. Tali piani, compilati dalle singole Giunte Regionali devono essere inviati al Ministero della Salute, il quale lo valuta ed eventualmente lo autorizza, inoltre, una volta entrato in vigore il PSN, le Regioni hanno a disposizione un massimo di 150 giorni per adottare il proprio Piano, in mancanza si applicano le disposizioni generali contenute nel PSN. La Regione che, entro un anno dall'esecuzione del PSN, sia ancora inadempiente deve provvedervi entro 3 mesi, termine stabilito dal Consiglio dei Ministri, decorso nuovamente il quale lo stesso consiglio coattivamente adotta i provvedimenti necessari affinché aderisca alle misure esplicitate. Il Piano Sanitario Regionale, con durata triennale, definisce gli obiettivi e le strategie gestionali e finanziarie cui le Regioni devono uniformarsi al fine di raggiungere un equilibrio di lungo periodo tra costi operativi e ricavi di gestione, tenendo in considerazione la qualità dei servizi erogabili. I risultati conseguiti devono essere pubblicati nella Relazione sullo stato sanitario del Paese, documento illustrativo delle condizioni di salute della popolazione utile per pianificare strategie in merito alla politica sanitaria.

8. IL SISTEMA AMERICANO

L'Italia spesso viene presa di mira dalle altre Nazioni e giudicata come arretrata o mal gestita, ma in realtà in ambito sanitario, per quanto possa migliorare, non deve invidiare nessuno. Facendo il confronto con la Nazione più all'avanguardia di tutte, l'America, emergono molteplici differenze che giocano a suo vantaggio. Negli Stati Uniti, così come in molti altri Paesi americani, il sistema sanitario è prevalentemente in mano al settore privato. Per usufruire delle prestazioni mediche occorre iscriversi a polizze assicurative di compagnie private. Le uniche agevolazioni pubbliche sono il *Medicare*, rivolto agli anziani *over* 65 indipendentemente dal reddito, e il *Medicaid*, che aiuta le fasce di popolazione sotto la soglia di povertà (che in USA ammonta a 11.490 dollari annui).

Dietro questo sistema si celano moltissime anomalie, spesso denunciate da più parti come avvenuto in "Sicko", il documentario del 2007 di Michael Moore.

Potersi curare in America risulta molto costoso poiché si può arrivare a spendere anche 600 dollari al mese di assicurazione. Inoltre, queste polizze non coprono tutte le visite mediche molte, soprattutto quelle specialistiche, devono essere pagate personalmente. Da rilevare, ancora, che il cittadino che ha ricevuto cure e prestazioni deve anticipare il costo del servizio che solo successivamente gli sarà rimborsato. Questo sistema negli anni non solo ha generato molteplici *lobby* ma non ha fatto neanche risparmiare lo Stato visto che, come si evince da una ricerca pubblicata nella sezione "Medialab" su "La Stampa", gli USA hanno una spesa sanitaria statale pari al 19,9 per cento rispetto al totale, percentuale che è significativamente più alta di molte potenze economiche quali, ad esempio, Germania, Francia e Italia che invece registrano il 14,4 per cento. Proprio al fine di risanare tale situazione Barack Obama si è impegnato nel promuovere il *Patent Protection and Affordable Care Act*, noto come *ObamaCare,* con il proposito di obbligare tutti i cittadini a stipulare una polizza assicurativa, con eventuali agevolazioni fiscali per i più deboli economicamente, e di contro onerare le compagnie assicurative a offrire prodotti accessibili e privi di componenti discriminatorie, previa sanzione amministrative pecuniaria. Dal 2010 al 2017 circa 23,5 milioni gli americani in più poterono godere della copertura sanitaria.

CAP. II
LA SPERIMENTAZIONE CLINICA

9. BREVE INTRODUZIONE

La sperimentazione clinica, come la ricerca sui farmaci, segue un *iter* ben definito e strutturato a livello nazionale e internazionale, al fine di tutelare la salute dei malati ideando cure effettivamente innovative e utili per le malattie in questione e senza creare danni collaterali significativi. Partendo dal presupposto che è impossibile creare farmaci privi di controindicazioni, lo scopo della sperimentazione è cercare di conoscere tutti i possibili danni, divulgarli alla comunità, mediante foglio illustrativo, e nel caso in cui questi risultino peggiori delle aspettative ritirare dal mercato il farmaco. Questo particolare processo è definito dal protocollo sperimentale, che, a sua volta, deve essere sottoposto a una serie di enti di controllo sia scientifici, come i Ministeri della Salute o gli enti regolatori dei farmaci, quale la *Food and Drug Administration* statunitense o l'EMEA in Europa, sia etici, soprattutto nel caso di sperimentazione umana. Disciplinare l'accesso ai farmaci è l'unico modo per tutelare la collettività, inoltre dopo lo scandalo della Talidomide, la regolamentazione è diventata indispensabile. Negli anni '60 entrò in commercio un farmaco, la Talidomide, venduto come antinausea per gravidanze, che fece nascere migliaia di bambini senza braccia nella sola Europa. Questo medicinale è stato poi analizzato con più attenzione e oggi viene usato come antitumorale, con l'accortezza, ovviamente, di evitare la cura durante la gravidanza. A eccezione di quanto fino ad ora riportato esistono casi in cui si concede la somministrazione di una sostanza non ancora disponibile in farmacia. Questo fenomeno, noto come concessione per uso compassionevole, può essere utile in alcune situazioni accuratamente selezionate. Esiste un regolamento molto complesso a tutela del malato che vuole assumere, al di fuori di una sperimentazione, un farmaco che non è giunto alla fine del percorso di studio. Il medico curante deve inoltrare una richiesta dettagliata alla casa farmaceutica e chiederne una fornitura. Sono necessari il nulla osta del comitato etico dell'ospedale e del paziente, il quale riceve spiegazioni sui pro e i contro ed è tenuto a firmare un consenso informato.

Il farmaco deve essere stato inserito preventivamente in un elenco presso l'Agenzia italiana del farmaco (AIFA) e deve avere superato almeno la fase 3 di sperimentazione, che prevede il confronto con le cure *standard* disponibili, e deve esserne stata verificata l'efficacia. Questa rete di garanzie ha la funzione di ricordare quanto eccezionale sia questa procedura.

9.1 CENNI STORICI

È divertente notare come le prime testimonianze di studi clinici controllati, risalgano XVI secolo nell'antico Egitto. Si racconta che una donna donò a due condannati a morte un cedro, questi lo mangiarono e i morsi degli aspidi non gli furono mortali. Saputa la cosa il giorno dopo il re diede del cedro solo a uno dei due condannati e li fece accompagnare nello stesso luogo: colui che non aveva gustato il cedro restò morto e quello che ne aveva mangiato uscì vivo. I primi e veri passi verso la sperimentazione si ebbero però moltissimi secoli dopo. Nel 1545 Ambrose Parè, chirurgo francese, testò la capacità delle cipolle di guarire le ferite e le scottature. Nel 1753 James Lind, chirurgo navale scozzese, selezionò 12 marinai con lo scorbuto, il più simili possibile fra loro, e confrontò 6 trattamenti diversi per la malattia. I due marinai che ricevettero aranci e limoni guarirono più velocemente degli altri. Il momento di svolta si ebbe nel 1948 quando fu condotto al *The British Medical Research Council* (MRC) di Londra una sperimentazione clinica sull'utilizzo della streptomicina nella tubercolosi polmonare ("*Streptomycin treatment of pulmonary tuberculosis: a Medical Research Council investigation*"). Questo studio rappresenta una pietra miliare nella storia della sperimentazione clinica e cambiò drasticamente il modo di approcciarsi alla medicina. Riuscirono infatti, grazie anche agli studi del 1943 presso la *Rutgers University* nel New Jersey dove era stata isolata la streptomicina con buoni risultati riguardo la sua efficacia, ad utilizzare questa sostanza come cura per la tubercolosi che all'epoca rappresentava una delle malattie più comuni e distruttive del Regno Unito (più di 25000 morti all'anno). Fu a seguito di questo strabiliante risultato che Sir Bradford Hill, professore di Statistica Medica alla *London School of Hygiene and Tropical Medicine*, propose, con l'approvazione del Comitato Etico, l'utilizzo del criterio di randomizzazione: certa la prognosi si decise di curare una parte dei malati con questo nuovo antibiotico e l'altra parte con il metodo tradizionale che era il riposo. Furono testati in totale 107 pazienti, di cui 55 trattati con streptomicina e 52 con riposo a letto. Altro tratto caratteristico di questa sperimentazione fu che era in doppio cieco, sia i pazienti sia i medici che valutavano l'efficacia dei trattamenti (due radiologi e un clinico) non erano a conoscenza del braccio sperimentale di appartenenza. Alla fine dell'arco temporale di osservazione, stabilito di sei mesi, lo studio evidenziò una differenza nella mortalità tra i due trattamenti statisticamente significativa, 7 per cento per le cure antibiotiche contro il 27 per cento per il riposo, con una probabilità inferiore a 1 su 100 che i risultati fossero dovuti al solo caso.

Da questo evento si capì l'importanza di una sperimentazione clinica e il metodo grazie al quale poterle effettuare.

9.2 IL PROCESSO SPERIMENTALE

Il processo sperimentale si compone di due macro-fasi: la fase preclinica e la sperimentazione clinica. Nella prima un *team* di ricercatori comincia a immaginare una nuova cura e inizia a studiarla in vitro e su modelli in vivo, per conoscerne le proprietà chimiche e tossicologiche e assicurarsi che non solo sia efficace nei confronti del bersaglio previsto, e che quindi curi la malattia, ma anche che non sia tossica, altrimenti non sarà di nessuna utilità. Finita tale fase la sostanza che risulta migliore viene avviata alla cosiddetta sperimentazione clinica, testata sull'uomo. Dalla prima idea alla commercializzazione della cura passano in media dai 10 ai 12 anni, e sebbene molti pazienti e medici desiderino accorciare questi tempi, ciò non è pensabile. La sperimentazione clinica a sua volta si compone di 4 fasi: una volta che il farmaco è uscito dal laboratorio (vale a dire dalla fase preclinica) si avvia la cosiddetta fase 1. L'obiettivo consiste nel valutare per la prima volta se la sostanza è tossica nell'uomo e qual è la dose soglia oltre la quale è meglio non andare, quindi i volontari selezionati non devono necessariamente essere malati.

Se la molecola ottiene la patente di sicurezza, si passa alla fase 2. Qui lo scopo è verificare l'efficacia della cura sulla malattia, per cui si selezionano pazienti, in genere non più di un centinaio, il più possibile simili tra loro per caratteristiche individuali e della patologia. In questo modo i dati ottenuti sono chiaramente interpretabili. Anche in questa fase si fa attenzione a eventuali effetti collaterali e tossici, e si stabilisce qual è la posologia ottimale (dosaggio e tempi della somministrazione). Se il farmaco dimostra la sua efficacia, si passa alla fase 3 dove la nuova cura viene confrontata con la terapia *standard* già esistente per verificarne l'innovatività. A tale processo partecipano diversi ospedali in tutto il mondo e il numero dei pazienti reclutati aumenta (nell'ordine delle migliaia). Solo facendo crescere il numero di persone sottoposte alla sperimentazione è possibile verificare se essa sia effettivamente valida e se esistano effetti collaterali rari che difficilmente si possono scoprire finché la cura è somministrata ad un campione ridotto. Da questo momento la cura può essere commercializzata, dopo aver avuto l'approvazione dell'ente regolatore, ma non viene abbandonata a lei stessa infatti, è qui che si inserisce la fase 4 chiamata sorveglianza *post marketing* che di norma dura almeno 5 anni. Qualsiasi effetto collaterale, sia pur minimo e non notato nelle fasi precedenti, viene segnalato alle autorità che ne considerano l'importanza ed eventualmente cambiano le indicazioni o il foglietto illustrativo, ovvero, in casi veramente estremi, dispongono il ritiro della cura dal commercio.

È, da ultimo, importante citare che durante tutto il processo sperimentale può emergere, come spesso accade, la figura della CRO (*Contracr Research Organization*). Una CRO o Organizzazione di Ricerca a Contratto, è una società indipendente con cui gli *sponsor*, in genere le aziende farmaceutiche, stipulano un contratto per assolvere ad una o più mansioni relative ad uno studio preclinico o clinico. Il ricorso alle *Contract Research Organization* (CRO) è divenuto, negli anni, sempre più frequente in quanto consentono alle aziende del comparto una riduzione dei costi fissi, un'aumentata disponibilità di risorse e competenze specifiche e una diminuzione dei tempi di esecuzione necessari per lo svolgimento della sperimentazione. In Italia la natura dei requisiti minimi e molte delle attività proprie di una CRO sono regolamentate dal Decreto Ministeriale (DM) del 15 novembre 2011 "Definizione dei requisiti minimi per le organizzazioni di ricerca a contratto (CRO) nell'ambito delle sperimentazioni cliniche di medicinali", pubblicato sulla Gazzetta Ufficiale n. 11 del 14 gennaio 2012 in sostituzione del precedente DM 31 marzo 2008. In genere il servizio più frequentemente delegato dal promotore di una sperimentazione ad una CRO è rappresentato dal monitoraggio dei centri clinici in conformità con quanto previsto dal DM 15 luglio 1997: "Linee guida per la buona pratica clinica". Le CRO adempiono a tale compito attraverso propri ricercatori definiti "*monitor*". Il percorso formativo dei *monitor*, che possono avere con la CRO un rapporto di lavoro dipendente oppure di semplice consulenza, è regolamentato dal DM 15 novembre 2011.

9.3 LA SPERIMENTAZIONE UMANA

La sperimentazione umana è una fase molto delicata ma fondamentale per capire se un determinato farmaco possa o meno essere utilizzato. Per questo il Governo sprona le persone a sottoporsi a questi studi vista la scarsa adesione della comunità. Gli incentivi ovviamente non possono essere di natura economica, non sarebbe etico supportare comportamenti opportunistici e speculativi dati i rischi che si fronteggiano. Per questo l'Italia, vista anche l'iniziativa americana della *Food and Drug Administration*, sta cercando di dotarsi di un solido strumento, creando una sezione dedicata alla ricerca clinica sul sito dell'Agenzia Italiana del farmaco (AIFA), per sensibilizzare e incentivare la collettività circa la sperimentazione. Non è ancora completo ma costituisce un primo nucleo utile per sapere se, e dove, qualcuno sta cercando una nuova soluzione per una data malattia. Per entrare a far parte di una sperimentazione bisogna essere in possesso di requisiti e caratteristiche ben precise. Prima di potervi partecipare occorre che il Comitato Etico referente approvi lo studio, che ancora una volta è a garanzia del paziente, e bisogna accertarsi che il soggetto volontario sia a conoscenza di tutti i rischi e che sia stato informato accuratamente sulle procedure. Da una sperimentazione si può uscire in qualsiasi momento senza perdere il diritto alla migliore assistenza possibile a tutela della libertà di scelta del malato. Inoltre le regole sulla privacy sono stringenti, ogni dato del paziente non può essere in alcun modo divulgato.

Non tutti gli studi sono di tipo farmacologico, alcuni si prefiggono di scoprire l'effetto di determinate scelte di vita sulla salute, altri studiano le basi genetiche di una malattia, compresa la predisposizione a svilupparla, altri ancora vogliono capire se un certo strumento diagnostico è affidabile o no. Per ogni tipologia di studio esistono regole che devono essere rispettate. Per esempio, se si chiede al volontario di sottoporsi ad un esame per la diagnosi precoce, è obbligatorio assicurare tutti gli accertamenti derivanti dalla diagnosi, sia positivi sia negativi.

Per partecipare ad una sperimentazione umana bisogna passare per i seguenti *step*:

1. LA SCELTA
La selezione dei volontari che hanno fatto richiesta per partecipare alla sperimentazione.

2. I RISCHI
Il volontario viene messo a conoscenza dell'efficacia terapeutica e degli eventuali rischi che potrebbero verificarsi. È bene ricordare che la maggior parte degli studi è di non inferiorità, si testa non che siano superiori a farmaci preesistenti ma che non siano inferiori, il che potrebbe essere già questo motivo di non adesione ad una sperimentazione.

3. COMPENSO
In Italia è proibito pagare chi partecipa ad una sperimentazione, anche se sussistono rimborsi per chi mette a disposizione il proprio tempo e il proprio corpo per una ricerca. I volontari

sani non dovrebbero sottoporsi a più di due sperimentazioni l'anno, non solo a tutela della loro salute, ma anche a garanzia che siano sani e non malati da farmaci. Il compenso, sui 200 euro al giorno è tale da risarcire per il tempo perso, ma non da incoraggiare a fare la cavia di professione.

4. REGISTRI

Per essere certi che i volontari non si sottopongano a troppe sperimentazioni, fatta salva la protezione sull'anonimato, sarebbero auspicabili registri dei volontari, non solo nazionali ma internazionali, perché il fenomeno dei transfrontalieri della ricerca è noto da tempo.

10. LA NORMATIVA ITALIANA ED EUROPEA

La normativa europea che disciplina la sperimentazione e i medicinali è la Direttiva 2001/83/UE[22] mentre a livello nazionale il d.lgs. 219/2006 in attuazione della stessa direttiva comunitaria. I principi etici fondamentali cui devono conformarsi gli studi nell'ambito della sperimentazione clinica traggono origine dalla Dichiarazione di Helsinki[23] e dai requisiti previsti dagli *standard* internazionali di Buona Pratica Clinica (GCP) . Data la complessità e la delicatezza della sperimentazione, il Regolamento 1394/2007 reca una *lex specialis* che introduce disposizioni aggiuntive rispetto a quanto stabilito dalla direttiva 2001/83/UE. La normativa introduce l'obbligatorietà del rispetto di elevati *standard* qualitativi e di sicurezza, al fine di tutelare la salute pubblica. Questo regolamento impone che prima della commercializzazione di un farmaco, i produttori devono aver avuto il consenso dell' EMA (Agenzia Del Farmaco Europea) che ne ha valutato la qualità e la sicurezza, sentito, l'EME's *Committee for Advanced Therapies,* organo tecnico-specifico, per una consultazione. Tale consenso è valido in tutto il territorio comunitario, a patto che non infierisca nell'applicazione delle legislazioni nazionali in materia etica, che vietano o limitino l'utilizzo di tipi specifici di cellule umane o animali. La fabbricazione di questi prodotti è autorizzata dall'autorità competente dello Stato membro (per l'Italia l'AIFA). Gli Stati membri provvedono affinché la

---

[22] Principi fondamentali sono la tutela della salute dei cittadini e il conseguente sviluppo tecnologico e innovativo che necessita di essere promosso.

[23] Promossa intorno agli anni 60 nella quale si evidenziava la necessità di promuovere la sperimentazione umana sempre però utilizzando tutte le precauzioni necessarie onde evitare danni collaterali alle persone. Fine che è stato raggiunto con la creazione di un Organo (1975) indipendente che doveva accertarsi dell'eticità delle sperimentazioni promosse. Vennero inoltre istituite tutte quelle norme relative alla tra speranza informativa delle procedure con l'obbligo di preavvisare il volontario di tutti i rischi e benefici del caso. Principio di salvaguardia umana e della corretta sperimentazione.

tracciabilità nazionale e i requisiti di farmacovigilanza[24], nonché gli specifici *standard* qualitativi, siano coerenti con quelli previsti a livello comunitario.

La legislazione italiana in materia è piuttosto articolata e frammentata e non attua organicamente la legislazione europea. A fronte di ciò si è cercata una prima innovazione con il decreto del Ministro della salute 5 dicembre 2006, il quale ha disposto una normativa transitoria per l'uso di medicinali per terapia genica e cellulare somatica al di fuori di sperimentazioni cliniche e norme transitorie per la loro produzione. Dopo la vicenda Stamina, il decreto ha mostrato evidenti limiti applicativi, spingendo il legislatore a predisporre uno strumento normativo più adeguato a disciplinare una materia così sensibile. Il decreto del Ministro della salute del 16 gennaio 2015 "Disposizioni in materia di medicinali per terapie avanzate preparati su base non ripetitiva" abroga il decreto del dicembre 2006 e regola, in maniera stringente, la preparazione e l'utilizzo su base non ripetitiva di medicinali per terapie avanzate al di fuori delle sperimentazioni cliniche, prodotti sotto l'esclusiva responsabilità professionale di un medico e in esecuzione di una prescrizione medica individuale. Anche in questo caso occorre la preventiva autorizzazione dell'AIFA che valuta la documentazione portatagli dai soggetti idonei per la produzione del farmaco. Una volta ottenuto il nulla osta, il produttore continua ad essere sottoposto a vincolanti obblighi della farmacovigilanza e della legislazione. L'AIFA inoltre, ha il potere di effettuare ispezioni sulla conformità delle procedure imposte con la facoltà, in caso di violazione, di sospendere o revocare l'autorizzazione.

Specifici obblighi sono, infine, stabiliti per i medici, prescrittori e utilizzatori. Infatti, i farmaci possono essere utilizzati sotto l'esclusiva responsabilità professionale in esecuzione di una prescrizione medica individuale per un prodotto specifico destinato a un determinato paziente, dopo il rilascio del consenso informato e l'approvazione del Comitato Etico.

L'AIFA e l'Istituto Superiore di Sanità avranno, infine, il compito di analizzare i dati clinici relativi all'esito dei trattamenti e agli eventuali eventi avversi conseguenti alla somministrazione di questi medicinali.

---

24   La farmacovigilanza è l'insieme delle norme a tutela della salute che prevedono l'onere di determinate attività finalizzate all'identificazione, valutazione, comprensione e prevenzione degli effetti avversi o di qualsiasi altro problema correlato all'uso dei medicinali.

10.1 PROCEDURE PER AVVIARE LA SPERIMENTAZIONE

Prima di poter essere messi in commercio, tutti i nuovi farmaci devono superare una lunga fase di sperimentazione, come già descritto nei paragrafi precedenti. Gli studi clinici vengono in genere effettuati nelle strutture ospedaliere universitarie, pubbliche o private, con il necessario consenso a questa attività. Per quanto riguarda i paesi dell'Unione europea, dal 1995 esiste una struttura centralizzata (EMEA) che ha lo scopo di coordinare e armonizzare le procedure in tutti i paesi dell'Unione Europea. In Italia gli organi coinvolti nel processo autorizzativo di una sperimentazione clinica sono Il Ministero della Sanità, l'Istituto Superiore di Sanità e i Comitati Etici. Ogni Commissione può permettere la sperimentazione all'interno del proprio ospedale, istituto o centro di ricerca. Il promotore della sperimentazione clinica è tenuto ad acquisire il preventivo permesso dell'AIFA, che si avvale dell'ISS per la valutazione tecnico-scientifica della documentazione presentata a supporto della domanda. Questa viene presentata all'AIFA, redatta in conformità al D.M. 21 dicembre 2007, ed entro 5 giorni dal suo recepimento l'AIFA, verificata la regolarità formale e la completezza della documentazione, provvede alla trasmissione della stessa all'ISS. L'ISS, esaminata la documentazione e richiedendo, ove necessario, supplementi, formula un parere sull'ammissibilità della domanda di sperimentazione sulla base dei seguenti criteri:

a) Il rispetto, *post* valutazione degli *standard* qualitativi del prodotto e del processo di fabbricazione dello stesso;

b) L'approfondita conoscenza dei medicinali oggetto di sperimentazione;

c) Sistemi volti a ridurre al minimo eventuali rischi connessi alla sperimentazione;

d) Analisi e valutazione dei rischi ai quali i volontari e pazienti sono esposti nell'aver aderito al processo sperimentale;

e) Sufficienza ed esaustività della documentazione apportata;

f) Analisi dell' innovatività del prodotto sulla base del rapporto rischi/ benefici attesi e potenziali risultanti dal protocollo.

Il parere dell'Istituto Superiore di Sanità è trasmesso all'AIFA, nei termini previsti dal D.P.R. n. 439 del 2001, ai fini dell'adozione del provvedimento da parte del direttore generale dell'AIFA. Dopo ciò è necessario ottenere l'approvazione del Protocollo Sperimentale di studio da parte di tutti i Comitati Etici dei centri partecipanti alla sperimentazione, il quale non è altro che un documento descrivente l'obiettivo, la metodologia, le considerazioni statistiche e l'organizzazione di uno studio. Ottenuti questi permessi, Il Direttore Generale del

Centro Clinico coinvolto nella sperimentazione clinica garantisce, entro 3 giorni dal parere del Comitato Etico, la definizione del contratto economico sottoscritto anche in forma digitale di avvio della sperimentazione. Tale contratto è autorizzativo nel caso di una sperimentazione non sponsorizzata (*no-profit*) e di sottoscrizione della convenzione economica nel caso di sperimentazione sponsorizzata (*profit*), secondo il *format* previsto sul portale assicurando tutti gli atti necessari al tempestivo avvio della sperimentazione. Quindi, i ricercatori possono procedere alla sperimentazione seguendo le norme a riguardo e le fasi prestabilite. Anche durante lo studio, il lavoro svolto viene posto sotto il controllo delle autorità sanitarie pubbliche quali Istituto Superiore di Sanità, Ministero della Sanità, Comitati Etici regionali e Comitati Etici locali che in tal caso svolgono funzione di vigilanza per la salvaguardia della salute dei pazienti verificando l'aderenza alle norme e i risultati ottenuti che devono essere pubblicati in appositi registri. Finita la sperimentazione, il nuovo farmaco per essere immesso nel mercato necessita di ulteriori autorizzazioni. Gli enti che in Italia autorizzano la commercializzazione di un farmaco sono rispettivamente il Ministero della Sanità e/o l'EMEA. Le procedure di registrazione si diversificano secondo il tipo di prodotto e del mercato in cui si vuole inserire il nuovo farmaco.

11. IL FINANZIAMENTO

Il finanziamento di uno studio clinico è ad opera principalmente dello *sponsor*, che può essere un'azienda o un'istituzione, un ente organizzativo anche *no-profit* come le fondazioni, o ancora un privato. Normalmente lo *sponsor* è un'industria farmaceutica poiché è la principale interessata ad una ricerca clinica data la sua attività commerciale nel settore farmaceutico, e dispone di ingenti quantitativi di denaro da investire, visti i costi elevati di questo tipo di attività. La restante parte economica necessaria per l'avvio dello studio è invece finanziata da organismi di ricerca pubblici. Lo *Sponsor*, che in quanto principale finanziatore diventa il "proprietario" della ricerca, è direttamente responsabile delle attività svolte e pertanto deve sottostare ad una serie di norme che ne descrivono in dettaglio i compiti. Tra le principali troviamo:

- Assicurare qualità e controllo del processo avvalendosi di determinate Procedure Operative Standardizzate (SOP) al fine di garantire il miglior risultato possibile in conformità con le Norme di Buona Pratica Clinica e della legislazione inerente;
- Identificare gli istituti idonei sulla base delle risorse e competenza a loro a disposizione;
- Circondarsi di personale valido e altamente qualificato per la supervisione dell'esecuzione della sperimentazione, per la gestione e verifica dei dati, per lo svolgimento di analisi statistiche e per la preparazione di rapporti sulla sperimentazione;
- Sottoporre, prima di dare inizio alla sperimentazione clinica, tutte le richieste necessarie all'attenzione delle autorità competenti affinché queste possano esaminarle, accettarle e dare o meno l'approvazione;
- Assicurare il rispetto delle norme e vincoli imposti ed elaborare tutta la documentazione necessaria ;
- Supervisionare il personale responsabile e il processo sperimentale;
- Monitorare costantemente il farmaco per garantire la massima sicurezza possibile.

Gli studi clinici si possono suddividere in due tipologie principali; gli studi *profit* e quelli *no-profit*. Gli studi *profit* sono quelli finalizzati allo sviluppo commerciale di un prodotto, con relativo ricavo da parte dello *sponsor*. Mentre i *no-profit*, dove invece è assente finalità di lucro, sono finalizzati alla ricerca vera e propria, cioè mossi dalla volontà di innovazione medica per la tutela della salute della collettività e pertanto sono generalmente promossi da soggetti pubblici. Alcuni esempi importanti di finanziamenti che sono stati stanziati dagli istituti pubblici alle associazioni *no-profit* sono: Associazione Italiana per la Ricerca sul Cancro (AIRC), Fondazione Italiana Sclerosi Multipla ONLUS, Fondazione Umberto Veronesi, Fondazione Telethon, Fondazione Italiana per la Ricerca sul Cancro, e la Lega Italiana per la Lotta contro i Tumori. Queste hanno ricevuto in totale circa 37 milioni, di cu 28 alla sola AIRC, tutti con finanziamenti superiori ai 500.000 euro. I principali investitori pubblici sono: Ministero del Lavoro, della Salute e delle Politiche Sociali, dal Ministero dell'Università e della Ricerca Scientifica (MIUR), dall'Agenzia Italiana per il Farmaco (AIFA) e dalle Regioni. Inoltre, a partire dal 2006 (legge 23 dicembre 2005 n. 266, articolo 1, comma 337) è stata offerta la possibilità ai cittadini di partecipare economicamente ad una ricerca clinica destinando il 5 per mille dell'IRPEF ad enti di ricerca (nel 2006 i fondi raccolti con tale meccanismo sono arrivati a 46,8 milioni di euro), somma che è oggetto di trattamento fiscale agevolato proprio al fine di incentivare la popolazione a donare. Nel 2007 il Ministero del Lavoro, della Salute e delle Politiche Sociali ha finanziato attività di ricerca sanitaria per circa 301 milioni di euro. L'ammontare massimo di risorse che il Parlamento concede agli enti pubblici per il finanziamento alla ricerca è circa all'1 per cento del finanziamento del SSN, quota stabilita dal Decreto legislativo 502 del 1992. Negli ultimi anni il Ministero del Lavoro, della Salute e delle Politiche Sociali hanno stanziato, passando dai circa 220 milioni di euro dell'anno 2000, 301 milioni di euro del 2007, con una crescita media annua del 5,8 per cento. L'AIFA, con una delibera del 2003 (L. 326/2003), ha dato vita ad un fondo per la ricerca indipendente sui farmaci nel quale fluisce il 5 per cento delle spese promozionali versate dalle aziende farmaceutiche. Nel 2006 l'AIFA ha versato circa 35,5 milioni di euro per finanziare la ricerca sanitaria. La valutazione di tutte le Università italiane, svolta dal Comitato di Indirizzo per la Valutazione della Ricerca (CIVR) per il triennio 2000-2003, ad esempio, ha rilevato che il finanziamento ottenuto dalle università dal MIUR, per attività in due ambiti importanti della ricerca sanitaria, quali scienze biologiche e mediche, ammonta a circa 80 milioni di euro annui. Il MIUR di fatti contribuisce circa al 70-80 per cento dell'attività di ricerca svolta dal Centro Nazionale Ricerche (CNR) attraverso i suoi centri distribuiti sul territorio italiano. Infine, Le Regioni, che ad oggi, grazie alla riforma del titolo V della Costituzione, hanno competenza legislativa concorrente in materia di ricerca sanitaria e una significativa autonomia decisionale e organizzativa, possono intervenire nel settore della ricerca e dell'innovazione stanziando propri fondi. In linea con quanto disposto nel Programma Nazionale di Ricerca, hanno un ruolo strategico partecipando alla gestione dei fondi strutturali europei attraverso le Strategie Regionali dell'Innovazione che attivamente partecipano e cooperano al più generale obiettivo di crescita intelligente del Paese. È in tale contesto che a livello europeo è stato elaborato il concetto di *Smart Specialisation Strategy*[25] per migliorare l'efficacia ed efficienza dei sistemi nazionali e regionali nelle politiche di ricerca. Il *position paper* dal titolo: "ECCELLENZA NELLA RICERCA SANITARIA , LA MIGLIORE RICERCA CLINICA E SOCIALE PER UNA SALUTE MIGLIORE", riporta un *ranking* delle Attività di Ricerca esistenti nelle nove Regioni italiane che hanno partecipato alla stesura del documento (anno 2014). Non sono

---

[25] Il concetto di *Smart Specialisation Strategy* (SSS) è stato promosso a livello europeo per delineare tutte le strategie d'innovazione possibili concepite a livello regionale al fine di evitare una frammentazione degli interventi e valorizzare gli ambiti produttivi.

stati registrati molti dati attendibili in merito, a causa delle difficoltà di distinguere i vari tipi di finanziamenti che possono essere stati effettuati dalle Regioni. Per quanto concerne, invece, il finanziamento da parti di enti privati, secondo il rapporto più recente dell'Associazione Italiana Fondazioni Bancarie e Casse di Risparmiatori, le fondazioni bancarie hanno stanziato circa 171 milioni di euro per ricerca scientifica e tecnologica di cui un 30 per cento in ambito medico e circa altrettanto nella ricerca e sviluppo sperimentale nel campo delle scienze naturali e tecnologiche. Sono attivamente partecipi anche associazioni e fondazioni *no-profit*, che invece hanno apportato circa 150 milioni di euro.

Da quanto previsto dal Programma Nazionale della Ricerca Sanitaria (PNRS) 2017-2019, la ricerca sanitaria, fondamentale all'interno del Servizio Sanitario Nazionale (SSN) e normata dal d.lgs.502/92, è una attività che risponde ad una logica non tanto di mera innovazione scientifica e medica ma ha come funzione primaria quella di garantire una efficiente sanità ai cittadini rispondente ai reali bisogni del proprio Paese. Nella definizione della Strategia Europa 2020 e del nuovo pacchetto legislativo sulla Politica di coesione europea per il periodo di programmazione 2014-2020, l'UE ha messo in atto una serie di azioni con l'intento di superare la crisi e fare dell'Europa un'economia basata sulla conoscenza. È proprio in questo panorama che nascono, dalla Commissione Europea, il programma Horizon 2020[26] e i Fondi Strutturali legati all'esigenza di innovazione per poter creare delle sinergie e convergere verso gli obiettivi di Europa 2020[27] . Le sinergie tra i Fondi strutturali e di investimento europei (*European Structural and Investment Funds*, ESIF) e Horizon 2020 hanno l'obiettivo di ampliare non solo gli investimenti per la ricerca e lo sviluppo scientifico, ma anche la competitività delle PMI e il loro impato lungo tutto il ciclo dell'innovazione. L'unico modo per poter ottimizzare tutte le risorse accessibili per una innovazione sostenibile

---

[26]Tale argomento verrà trattato in maniera approfondita nel paragrafo 11.1

[27]Europa 2020 è una strategia decennale proposta dalla commissione europea nel 2010. Si basa su una visione di crescita intelligente, sostenibile e inclusiva.

L'Unione europea si è posta cinque ambiziosi obiettivi in materia di occupazione, innovazione, clima, energia, istruzione e integrazione sociale, da raggiungere entro il 2020. Ogni Stato membro ha adottato per ciascuno di questi settori i propri obiettivi nazionali. Interventi concreti a livello europeo e nazionale vanno a consolidare la strategia.

Gli obiettivi sono:

1. Occupazione: innalzamento al 75 per cento del tasso di occupazione per la fascia di età compresa tra i 20 e i 64 anni;
2. Ricerca e sviluppo: aumento degli investimenti in ricerca e sviluppo al 3 per cento del PIL dell'UE
3. Cambiamenti climatici e sostenibilità energetica: riduzione delle emissioni di gas serra del 20 per cento rispetto al 1990, 20 per cento del fabbisogno di energia ricavato da fonti rinnovabili, aumento del 20 per cento dell'efficienza energetica (obiettivo ricordato come 20-20-20);
4. Istruzione: riduzione dei tassi di abbandono scolastico precoce al di sotto del 10 per cento, aumento al 40 per cento della fascia di età 30-34 anni con un'istruzione universitaria;
5. Lotta alla povertà e all'emarginazione: almeno 20 milioni di persone a rischio o in situazione di povertà ed emarginazione in meno.

è sfruttare al meglio le varie sinergie sia tra risorse sia tra organi, coinvolgere tutti i *cluster* e distretti tecnologici nazionali e regionali e collaborare per creare la più efficiente rete tecnologica possibile. Il progetto "Rete IRCCS/DI per l'Europa": "struttura e *governance* a supporto delle attività di internazionalizzazione in ambito ricerca UE del Ministero della Salute" avviato nel 2013 e concluso nel mese di ottobre 2016, è stato ideato proprio al fine di potenziare la presenza delle istituzioni del Sistema Sanitario Nazionale, che si occupano di ricerca clinica e sanitaria nei programmi Europei, in coerenza con gli obiettivi di internazionalizzazione del Ministero della Salute. L'iniziativa si è concentrata nel facilitare il coordinamento dell'attività tecnico-scientifica degli IRCCS italiani e dei Destinatari Istituzionali, incrementando la loro competitività a livello europeo e rafforzando la loro partecipazione ai momenti di identificazione e programmazione dei temi dell'area Salute nei programmi Europei. Questo programma ha anche incentivato il supporto tra IRCCS e Destinatari Istituzionali offrendo informazione e formazione sui processi amministrativi e gestionali dove è più opportuno investire per essere competitivi a livello internazionale. È stata riposta molta fiducia in questo progetto, tanto che si pensa possa essere il punto di svolta nella valorizzazione di una visione unitaria delle forze già presenti nel SSN, nel mondo accademico e scientifico a livello internazionale e nel settore produttivo, ottimizzando l'utilizzo delle risorse dedicate alla ricerca.

11.1 HORIZON 2020

Horizon 2020 (H2020) è un Programma Quadro con cui l'UE finanzia e disciplina la ricerca su tutto il territorio comunitario. Viene così definito per sottolineare la sua natura strumentale nell'agevolare il sistema degli investimenti in ambito tecnologico e scientifico. Normalmente ha durata settennale per cui Horizon 2020 si riferisce al periodo di tempo compreso tra il 2014-2020.

La sua peculiarità è quella di unificare, in un unico strumento, tre programmi precedenti, aventi stessi propositi, i quali erano: il Settimo Programma Quadro (7PQ), il Programma Quadro per la Competitività e l'Innovazione (CIP) e l'Istituto Europeo di Innovazione e Tecnologia (EIT). Horizon 2020 è stato elaborato a partire dal 2011, quando i capi di Stato e di Governo dei Paesi membri dell'UE hanno sollecitato la Commissione Europea, per il periodo in questione, ad integrare in unico piano strategico i diversi strumenti dedicati a sostenere la ricerca e l'innovazione. Il suo scopo primario, già evidenziato in Europa 2020, è realizzare una società in cui conoscenza e tecnologia possano svilupparsi in modo sostenibile, inclusivo e intelligente, ed essere trasferiti facilmente tra i vari Paesi aderenti rafforzando altresì lo Spazio Europeo della Ricerca, ossia idealizzando un'area comune in cui ricercatori e professionisti possano liberamente concentrarsi sulla ricerca.

Horizon 2020 si focalizza su tre priorità articolati a loro volta in specifici obiettivi: Eccellenza scientifica, Leadership industriale e Sfide per la società.

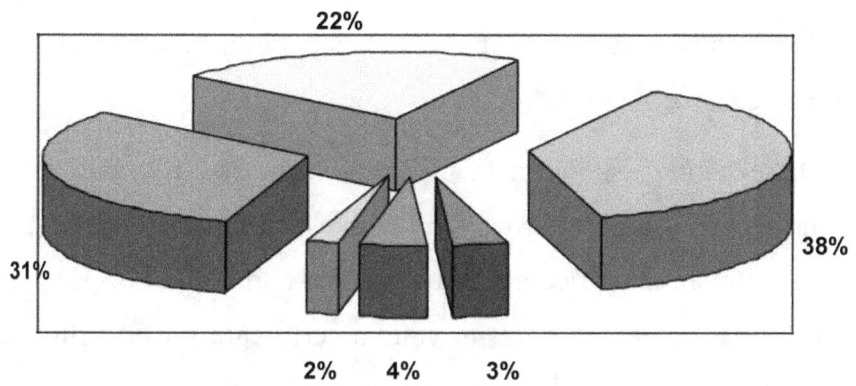

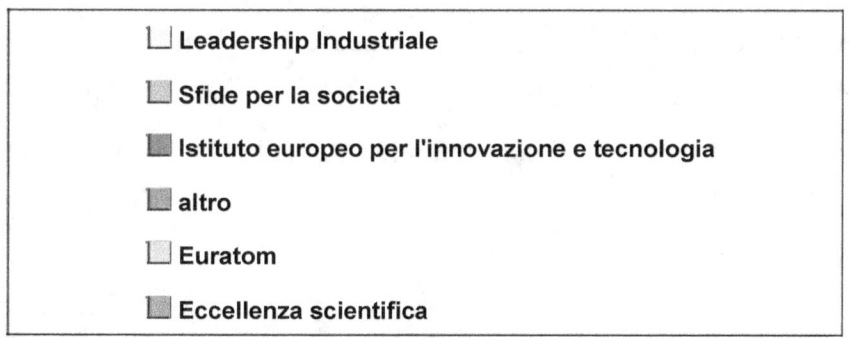

Come si evince dal grafico, Horizon 2020 ha avuto un successo evidente ottenendo finanziamenti per 80 miliardi di euro in circa sette anni. L'eccellenza scientifica, leadership e sfide per la società hanno ottenuto complessivamente il 91 per cento delle dotazioni, per un ammontare pari a 77,6 miliardi di euro. L'importo supera del 30 per cento il programma precedente. Tra le principali novità troviamo un più semplice accesso ai programmi di ricerca, e un maggiore *focus* sulle vere sfide che le società mondiali dovranno affrontare nei prossimi anni, tra cui, le principali, salute, energia pulita e trasporti sostenibili.

Un'attenzione particolare è volta ad alcune questioni considerate trasversali, di cui la maggior parte etiche ed economiche, che includono, per esempio, la parità di genere nelle carriere e nell'attività di ricerca, il contributo alla cooperazione tra l'Unione Europea e i suoi partner internazionali e la valorizzazione dell'innovazione. La Commissione Europea periodicamente definisce i programmi di finanziamento, normalmente pluriennali, e decide a priori il quantitativo massimo di risorse da stanziare in base all'oggetto e al quadro normativo di riferimento. Per esempio, per progetti di ricerca e sviluppo la quota di contributo dell'UE può raggiungere il 100 per cento del totale dei costi ammissibili, per i progetti di innovazione il 70 per cento dei costi, a eccezione degli enti *no-profit*, che possono ricevere anche fino al 100 per cento dei contributi. I fondi, gestiti centralmente dalla Commissione Europea o dalle agenzie esecutive, vengono assegnati ai richiedenti a seguito di una selezione. Tutte le proposte progettuali sono valutate da periti indipendenti, per garantire meritocrazia ed evitare eventuali conflitti di interessi o qualunque tipo di influenza, in base a specifici criteri quali: eccellenza, impatto e attuazione.

La partecipazione alla selezione è subordinata all'iscrizione presso il Portale dei partecipanti istituito *ad hoc* dalla Commissione, entro i termini prestabiliti. Spesso viene richiesta la presenza di più *partner* idonei, identificabili all'interno del portale stesso, per poter prendere parte al programma di finanziamento, requisito volto a certificare l'affidabilità del progetto. Si passa così alla verifica, che normalmente dura cinque mesi, da parte degli esperti dei requisiti di sostenibilità, innovatività e funzionalità. Scelti i progetti migliori si firma una convenzione di sovvenzione tra la Commissione Europea e i soggetti aggiudicatari, nella quale sono specificati, oltre a diritti e obblighi, le attività di ricerca e innovazione da realizzare, la durata del progetto, i costi e il contributo fornito dalla Commissione Europea.

12. SPIN-OFF

Si parla di *spin-off* quando un *team* di ricercatori decide di cooperare, condividendo il proprio *know-how*, per l'avvio di una nuova ricerca, formando vere e proprie imprese. Le motivazioni che spingono a fare ciò sono insite nel fatto che spesso ci si trova ad aver bisogno di esperti in specifiche materie, e, invece di chiedere consulenze esterne, si preferisce assorbire la conoscenza e svolgere tutto internamente. In tal modo i ricercatori assumono anche una figura imprenditoriale. Questo fenomeno si sta ampiamente diffondendo negli ultimi anni nonostante non sia molto valorizzato in Italia per via di questioni meramente politiche ed economiche che non guardano la reale utilità dello stesso.

Come si evince da numerose analisi internazionali, lo *spin-off* è molto popolare laddove emerge un ambiente relazionale in grado di facilitare la diffusione del sapere, delle informazioni e delle nuove tecnologie, legate inoltre ad una rete di finanziamenti cospicui. Solamente in un contesto del genere si incentiva la libera iniziativa imprenditoriale focalizzata, in tal caso, sulla ricerca. Le imprese che nascono da queste unioni sono generalmente NTBF (*New Technology Based Firms*), ossia *startup* altamente innovative, rispetto alla media delle imprese del settore, concentrate sullo sviluppo e implementazione di nuove tecnologie.

I vantaggi che ne derivano non riguardano esclusivamente la produttività e la maggior efficienza nel portare avanti un determinato progetto, ma generano anche nuove occupazioni e innovatività, che, come si è più volte ripetuto, è fondamentale nel migliorare il benessere collettivo.

Gli attori chiave coinvolti nell'attivazione degli *spin-off* da ricerca formano un *network* articolato, ove ciascuno contribuisce apportando le proprie conoscenze e interessi che seppur diversi risultano complementari, reciprocamente legati da rapporti reticolari. Tali soggetti sono:

- I ricercatori;

- Le università e gli enti di ricerca che si impegnano nella promozione degli *spin-off*;

- Gli imprenditori locali che possono giovare della ricerca;

- Imprese del terziario avanzato, che facilitano i processi di creazione di *spin-off*;

- I finanziatori (*venture capitalist, business angel*, istituti di credito, gestori di fondi, finanziarie pubbliche) che cercano opportunità di investimento ad alta redditività;

- Le istituzioni pubbliche (governi, enti locali, agenzie di sviluppo, parchi scientifici e tecnologici) interessate all'innovazione tecnologica.

L'Italia non è certamente all'avanguardia nel campo degli *spin-off* da ricerca, le poche imprese sorte sono più frutto di iniziative spontanee e sporadiche di gruppi di ricercatori, che in diversi casi hanno lasciato il mondo accademico, che volute effettivamente da uno Stato che ne riconosca i vantaggi. Le difficoltà che l'Italia deve fronteggiare prima di poter avviare con successo questo processo rivoluzionario sono molteplici e spesso talmente importanti da inibire completamente la nascita di imprese da ricerca. Tra questi fattori, importanza fondamentale riveste la scarsa attitudine dei ricercatori a valorizzare economicamente il risultato delle proprie ricerche, la mancanza nelle università di strutture di interfaccia tra ricerca di base, applicata e trasferimento tecnologico, l'impossibilità accedere facilmente nell'università, e infine, la scarsa presenza di Venture Capitalist[28] che aiutino i ricercatori nei primi passi della loro attività *business*.

Con l'intento di superare questi ostacoli e accertare l'effettiva possibilità di sfruttamento economico dei risultati, il MURST (Ministero dell'Università e della Ricerca Scientifica e Tecnologica), il MIUR e Sviluppo Italia (l'agenzia nazionale per lo sviluppo economico ed imprenditoriale del Mezzogiorno e delle aree svantaggiate del Paese) hanno realizzato, a cavallo del 1999-2000, un progetto pilota per incentivare gli *spin-off* in collaborazione con quattro università meridionali: Benevento, Catania, Lecce e Napoli.

Il *target* favorito era principalmente il personale della ricerca costituito fondamentalmente da: professori, dottorandi e dottori di ricerca, ricercatori, laureati, tecnici di laboratorio.

Il programma si proponeva anzitutto di identificare i soggetti responsabili per le varie attività, e ne è riuscito a individuare tre con diverse funzioni organizzative:

- Il Referente della gestione del rapporto Università, Sviluppo Italia (responsabile principale del progetto) con responsabilità di coordinamento e gestione dello studio universitario;

- Il Responsabile dello Spazio *spin-off*, con il compito di: sovraintendere il luogo attrezzato per lo svolgimento dell'esercizio di ricerca all'interno dell'università, programmare le attività promozionali, fornire un primo intervento per l'istruzione del personale circa l'oggetto dello *spin-off*;

- Infine, l'Esperto Senior in Business Planning, delegato da Sviluppo Italia, con la mansione di supervisionare il contenuto del programma, accompagnare il *team* di ricerca specialmente nella fase iniziale di crescita ed attivare i servizi necessari per la fattibilità del progetto (*business planning*).

Sviluppo Italia si è fatta carico di dirigere personalmente gli impianti progettuali, analizzando e discriminando i propositi imprenditoriali, assistendo alla realizzazione del *business plan* insieme ai futuri imprenditori e verificando la fattibilità del piano di impresa. Conduce inoltre, in collaborazione con le università, tutte le attività volte alla sensibilizzazione (compresa la formazione) del personale e alla selezione dei beni e servizi ad alto potenziale

---

[28] Venture Capitalist sono investitori che forniscono capitali di rischio alle *startup* e/o supportano le piccole imprese che desiderano espandersi in termini di crescita.

tecnologico e innovativo reperibili sul mercato.

Le università coinvolte nella sperimentazione devono a loro volta supportare lo sviluppo degli *spin-off* erogando servizi per facilitare: l'accesso alle strutture della ricerca, l'assistenza da parte di un perito per pareri esperti, la selezione tecnico-scientifica degli obiettivi da raggiungere, l'assistenza alla tutela del risultato ottenuto, la verifica della raggiungibilità dei propositi e la concretizzazione di accordi con terzi.

Le università ed enti di ricerca sono i maggiori centri di *spin-off* e di sperimentazione clinica. Questi istituti spesso si avvalgono dell'ausilio di un T.T.O. (*Technology Transfer Office*). Un T.T.O. è un ufficio che si prefigge di facilitare il trasferimento tecnologico tra i vari soggetti interessati ad uno studio e ha la finalità di valorizzare economicamente i risultati della ricerca scientifica conseguiti nelle relative organizzazioni di appartenenza. Il *Technology Transfer* si scompone in una molteplicità di attività volte a diffondere la conoscenza nell'ambiente esterno. L'Ufficio di T.T. dell'Istituto Italiano di Tecnologia è responsabile dei processi di trasferimento delle strategie tecnologiche della Fondazione. Interagendo con le varie Unità di Ricerca e Centri della Rete, pianifica i processi da attuare, adatta e aggiornare continuamente le proprie risorse in relazione alle esigenze del mercato.

Nello specifico, si occupa principalmente:

- Dello sfruttamento della P.I. (proprietà intellettuale) della Fondazione e delle attività di *fund raising*, con particolare attenzione alla fondazione degli *spin-off* e gestendo contratti ed accordi commerciali;

- Della realizzazione di *network* nazionali e internazionali di aziende e investitori, per la valorizzazione della PI e dei ritrovati tecnologici sviluppati;

- Di supportare le unità di ricerca e i centri della rete nella determinazione dei criteri e modalità per il conseguimento di brevetti e la tutela dei medesimi;

- Di ricercare le fonti di finanziamento anche a livello comunitario relative ad attività di trasferimento tecnologico;

- Di supportare la definizione strategica di accordi di programma con Enti di ricerca, Università e Aziende;

- Di creare coesione e armonizzare il lavoro dei professionisti esterni.

Per quanto concerne la proprietà intellettuale occorre aprire una breve parentesi. Si è visto che la maggior parte degli *sponsor* dei trial clinici sono le case farmaceutiche che di norma si appropriano della proprietà intellettuale dei nuovi farmaci. Ciò fa sì che i ricercatori non siano adeguatamente valorizzati per il proprio lavoro e possono dunque essere disincentivati nel fare ricerca medica. Si dovrebbe, come succede in molti paesi esteri, dare più importanza a quest'ultimi rendendoli più partecipi così da incentivarli e soprattutto riconoscerne i meriti.

CONCLUSIONI

In Italia i metodi di finanziamento e di valutazione della ricerca sanitaria non sono poi così ottimali come si evince dalle grandi lacune del sistema sottolineati dai dati che sono stati riportati. La paradossalità della situazione è che è dotata di centri di eccellenza per la sperimentazione e per la sanità riconosciuti a livello internazionale. I suoi medici sono invidiati in tutto il mondo ma il problema principale è lo Stato che non incoraggia adeguatamente il sistema per cui rimane indietro in termini di sviluppo e innovazione. L'Italia presenta rilevanti difficoltà in merito, infatti, questi problemi, riscontrabili in misura diversa negli altri Paesi, sono al centro di un dibattito internazionale. In particolare, uno degli aspetti più discussi è quale tipo di incentivi il settore pubblico debba dare alle strutture sanitarie affinché svolgano ricerca rilevante per il sistema sanitario e per l'avanzamento della pratica clinica, permettendo anche di affermarsi a livello internazionale come centri di eccellenza. Uno degli aspetti che colpisce di più del dibattito pubblico è il continuo confronto con un modello di eccellenza americano che in fin dei conti non è poi così rivoluzionario. In America, la parte più consistente dei fondi deriva dal settore pubblico mentre il settore privato e le imprese coprono solo una piccolissima parte che si aggira intorno circa al 5 per cento. Secondo una recente stima, lo Stato complessivamente stanzia per la ricerca 32 miliardi di dollari annui coprendo il 70 per cento della spesa, mentre il restante 25 per cento viene sborsato direttamente dalle università con fondi propri e da associazioni *no-profit*. Dai primi anni 80 ad oggi, i finanziamenti per la ricerca del settore privato sono effettivamente cresciuti ma comunque non coprono che il 5 per cento del totale. Al contrario, il Governo ha incrementato i fondi del 70 per cento (da 17 a 32 miliardi di dollari). Senza i grossi finanziamenti pubblici l'America non sarebbe in grado di affermarsi come superpotenza, in quanto il settore privato e le industrie non sostengono più di tanto l'innovazione tecnologica e i finanziamenti.

Si può quindi concludere che il mito della grande America, almeno nell'ambito della sperimentazione, è da sfatare, in quanto l'Italia non ha nulla da invidiare.

BIBLIOGRAFIA

Censis, Forum per la ricerca biomedica. "Il futuro della sanità, tra risorse vincolate e defcit di compliance" Franco Angeli (2013).

Rossella Carè "Finanziamento e sostenibilità del sistema sanitario italiano. Analisi e prospettive" Edizioni del Faro (2016)

Lorenzo Lamberti "Diritto Sanitario" Ipsoa (2012)

Nicola viceconte "L'evoluzione del sistema di finanziamento del servizio sanitario nazionale tra federalismo promesso ed esigenze di bilancio" Issirfa (2012)

Klaus Fuber, Giorgia Oss "Sanità pubblica e privata, profili Italiani e europei" Working-paper (2003)

Paolo Bosi "Corso di Scienze delle finanze" Il Mulino (2015)

Senato della Repubblica, Camera dei deputati "Definizione e aggiornamento dei livelli essenziali di assistenza" (2016)

Simone " Il sistema della sanità pubblica e le professioni sanitarie e parasanitarie" (2013)

Ministero Della Salute Decreto 27 Aprile 2015

Ministero della Salute Direzione generale della ricerca e dell'innovazione in sanità BOZZA Programma Nazionale della Ricerca Sanitaria PNRS 2017-2019

SITOGRAFIA

Www.farmaonline.it

Www.centrostudicos.org/progetto-cro

Www.estense.com

Www.motoresanita.it/wordpress/wp-content/uploads/2017/03/Claudio-Zanon-1-.pdf

Www.rapportogimbe.it/2_Rapporto_GIMBE_Sostenibilita_SSN.pdf

Www.salute_gov.it

Www.farenotizia.it/salute-e-benessere/sanita-mutualistica/

Www.agenziafarmaco.gov.it

Www.iit.it/it/trasferimento-tecnologico

Www.researchitaly.it/horizon-2020/

Www.camera.it

www.ingramcontent.com/pod-product-compliance
Lightning Source LLC
Chambersburg PA
CBHW081810220526
45466CB00006B/2244